猛暑対策BOOK

日本のヤバい夏を最新科学の力で乗り切る！

助教
藤井直人

小学館

はじめに

20世紀末から地球環境（気候変動）の問題が特にクローズアップされるようになり、近年でも世界的な取り組みとして、持続可能な開発目標「ＳＤＧｓ（Sustainable Development Goals）」のひとつに気候変動への対策も組み込まれています。

そんな社会状況のなかで「地球温暖化」というキーワードは、たしかに何度も耳にしてきましたが、私たちが本当に「これまでとは違う暑さ」を実感してきたのは、ここ10年ほどのことではないでしょうか？

最高気温が30℃以上となる「真夏日」は、すでに春先から日本各地で頻繁に記録されるようになり、夏本番になると最高気温が35℃以上となる「猛暑日」が連日のように続くような状況です。

日本列島は、もはや「災害級」ともいえるような暑さに毎年のようにさらされ、熱帯のような気候が当たり前になってきました。その影響で「熱中症」による救急搬送者数も少しずつ増えてきています。

「この暑さは異常だ」と嘆きたいところですが、私たちはこのような猛暑のなかでも暮らしていかないといけません。つまり、昔とは異なる暑さに対し、自身のカラダを適応させる必要性が出てきたのです。

人間は、ほかの哺乳類の動物と比べて長時間汗をかくことができ、すぐれた体温調節機能を持っています。しかも、訓練するほどその機能は高まり、そのほかのカラダの機能も高まることで、暑さに適応したカラダに変化させることができるのです。このように意図的にカラダを暑さに慣らすことを「暑熱順化」といい、近年さらに注目されています。

また、「人間のカラダは暑さによって、どのような反応を起こすのか」ということを正しく理解することで、さまざまな対策を適切にとることができます。

本書では、これらの科学的な猛暑対策を簡単に楽しく学べるように解説しています。状況によっていろいろな対策を試していただき、多くの人が過酷な日本の夏を少しでも快適に過ごせるようになればと、心より祈っております。

藤井直人

日本のヤバい夏は「今までどおり」では乗り切れない!?

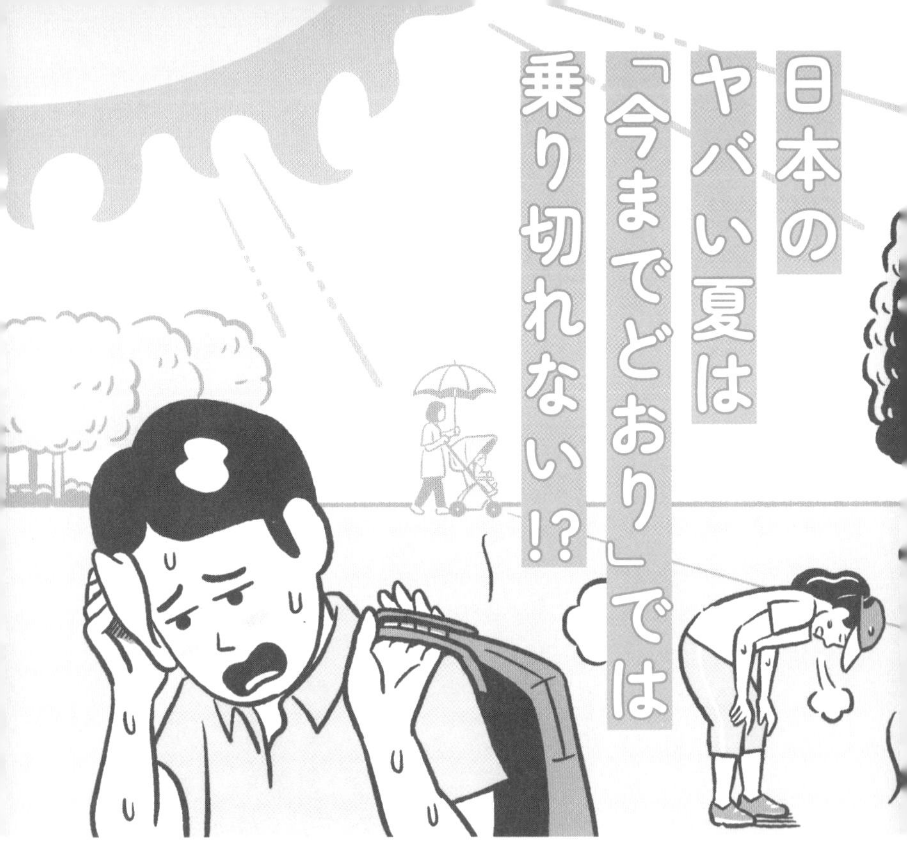

ニュースなどで「**記録的な猛暑**」という言葉が頻繁に流れるようになってから、しばらく経ちます。「災害級」ともいわれた２０１８年の夏は、５月から９月の５ヵ月間で、**熱中症による救急搬送者の数は、過去最多の９万５０００人を超えました**。また、コロナ禍を経た２０２３年も約９万２０００人と増加傾向が続いています。**もはや最高気温35℃以上という猛暑日は、日常的に珍しいものではなく、それが当然のものとして、私たちにはしっかりとした「猛暑対策」をとる必要が出てきた**といえ

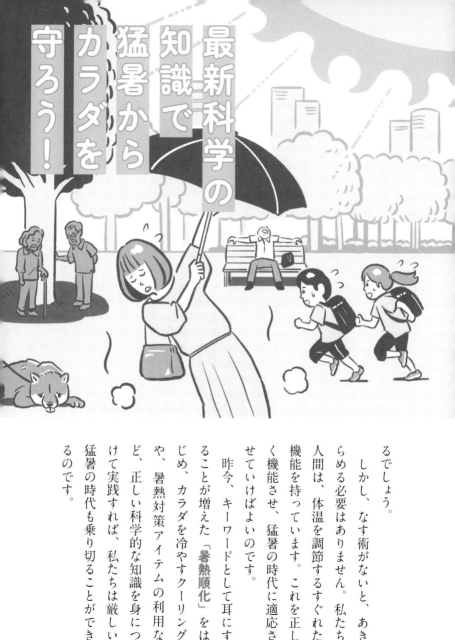

最新科学の知識で猛暑からカラダを守ろう！

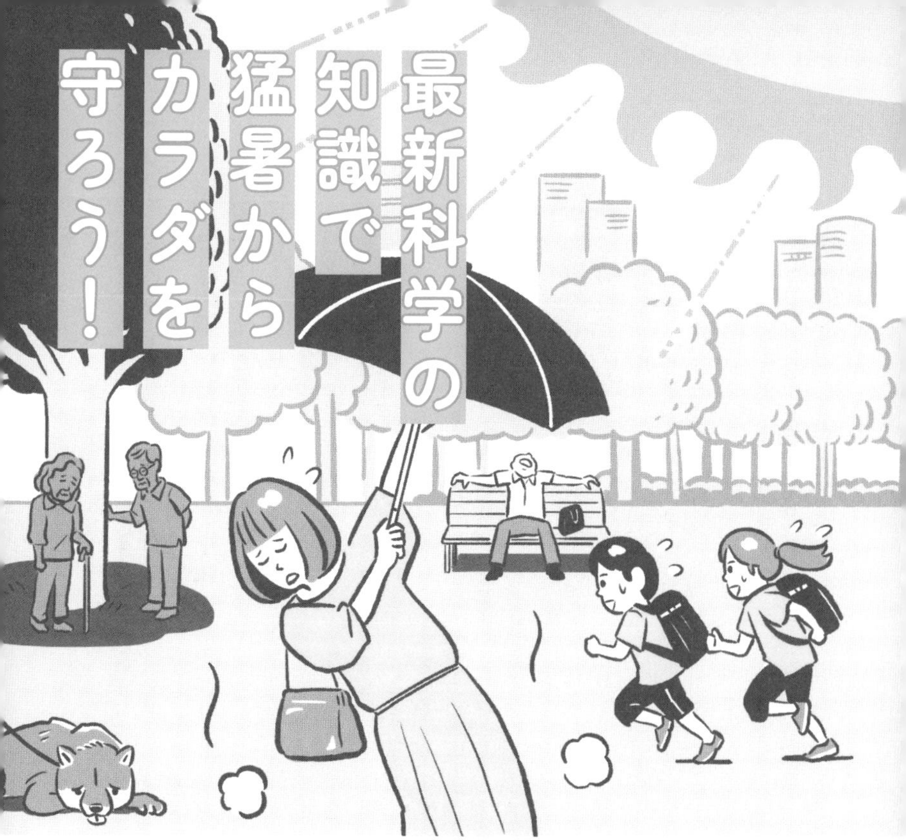

るでしょう。

しかし、なす術がないと、あきらめる必要はありません。私たち人間は、体温を調節するすぐれた機能を持っています。これを正しく機能させ、猛暑の時代に適応させていけばよいのです。

昨今、キーワードとして耳にすることが増えた「**暑熱順化**」をはじめ、カラダを冷やすクーリングや、暑熱対策アイテムの利用など、正しい科学的な知識を身につけて実践すれば、私たちは厳しい猛暑の時代も乗り切ることができるのです。

目次

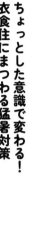

PART 1

猛暑対策は「体温調節のしくみ」を知ることから始まる！

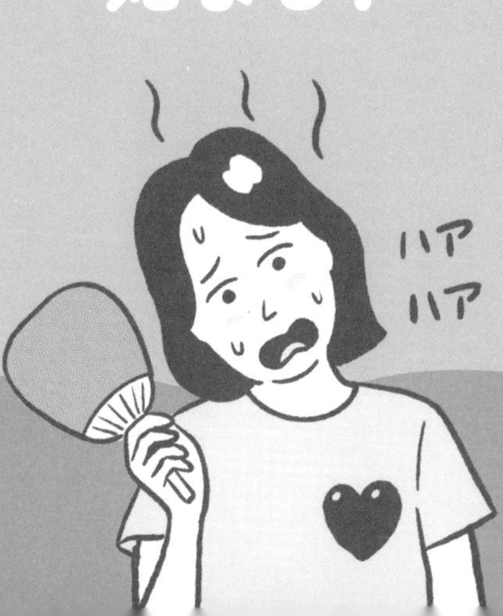

猛暑対策の基礎知識 1

気温35℃超！　湿度80%超！

危険な暑さのなかでカラダはどうなる!?

日本の夏は、**最高気温35℃を超える猛暑日**が珍しくない状況になっています。そんな危険な暑さは、私たちの**カラダにどのような影響**を与えているのでしょうか？

そもそも熱は、**温度の高いほうから低いほうへ移動する**性質があり、皮膚温より気温が高くなると、外気の熱がカラダのなかに移動してきて体温が上がります。

体温が上がりすぎると、命の危険につながるため、**人体には体温を下げる機能が備わっている**のですが、まずは、温度とカラダの基本的な知識について解説します。

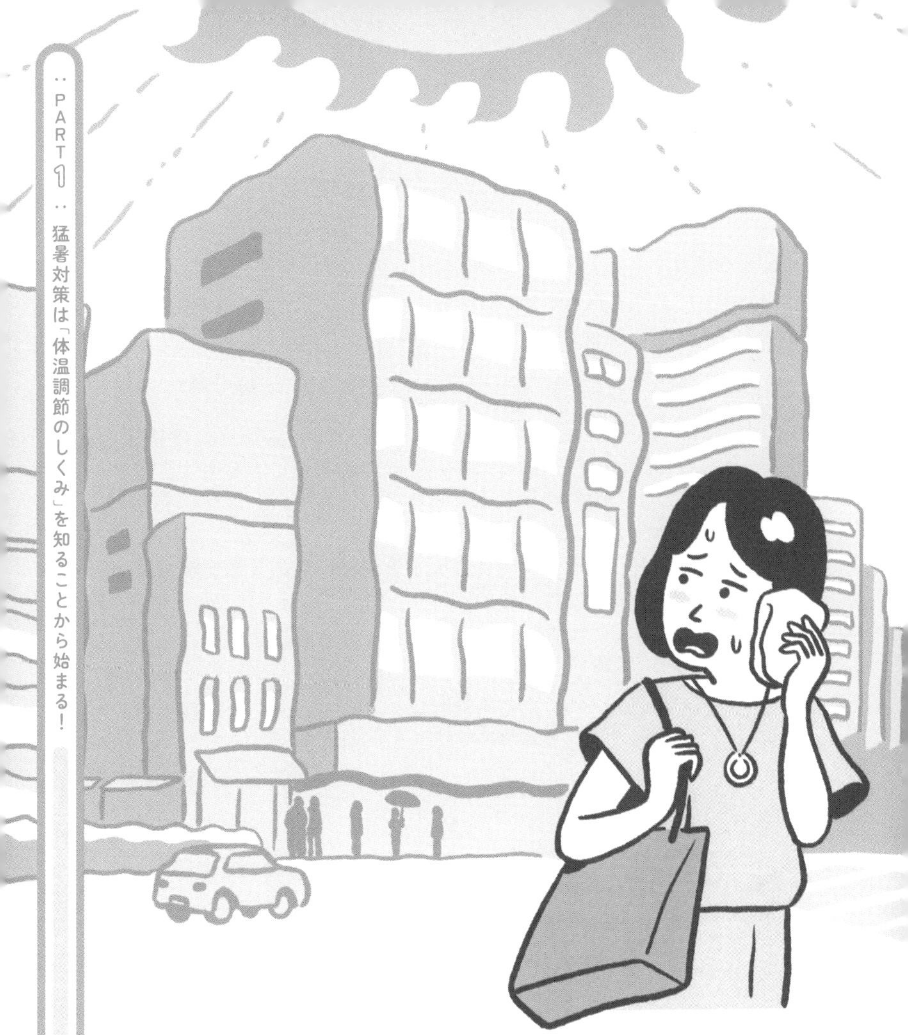

そもそも「温度」ってなに？

複数の原子がくっついてできた分子は常に動いており、原子や分子の持つ運動エネルギーの大きさを熱（熱エネルギー）といいます。熱が高いほど分子の活動は大きくなり、「温度」は熱の大きさを示します。熱は必ず温度が高いほうから低いほうへ移動します。

暑さ指数「WBGT」って？

「WBGT」は「Wet Bulb Globe Temperature」の略で、日本語では「湿球黒球温度」といいます。体温には、気温だけでなく、湿度や日射（輻射《ふくしゃ》）、さらには風も影響します。これらの要因が含まれた指標がWBGTです。単位は℃ですが、気温とは異なります。

暑さ指数（WBGT）	熱中症予防の注意事項
危険 31℃以上	高齢者においては安静状態でも発生する危険性が大きい。外出はなるべく避け、涼しい室内に移動する。
厳重警戒 28℃以上31℃未満	外出時は炎天下を避け、室内では室温の上昇に注意する。
警戒 25℃以上28℃未満	運動や激しい作業をする際は定期的に十分に休息を取り入れる。
注意 25℃未満	一般に危険性は少ないが、激しい運動や重労働時には発生する危険性がある。

※日本生気象学会「日常生活における熱中症予防指針Ver.4」（2022）より改編

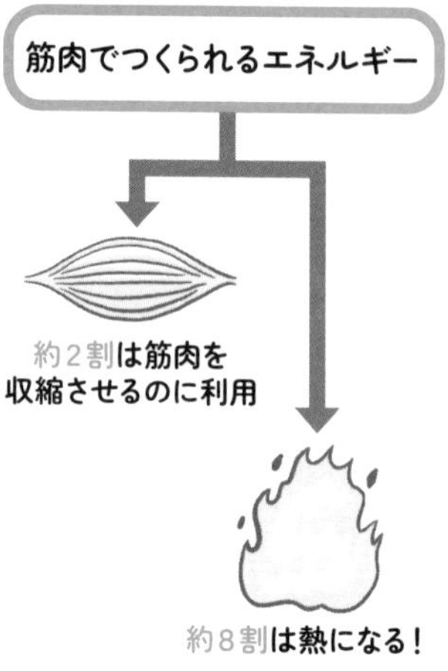
筋肉でつくられるエネルギー
約２割は筋肉を
収縮させるのに利用
約８割は熱になる！

筋肉でつくられたエネルギーの約８割は熱になる！

運動するにはエネルギーを使って筋肉を縮める必要があります。実は、筋収縮に使われるエネルギーは２割程度しかなく、残りの約８割は熱になります。運動すると体温が上がりやすいのは、このようなことが背景にあるのです。

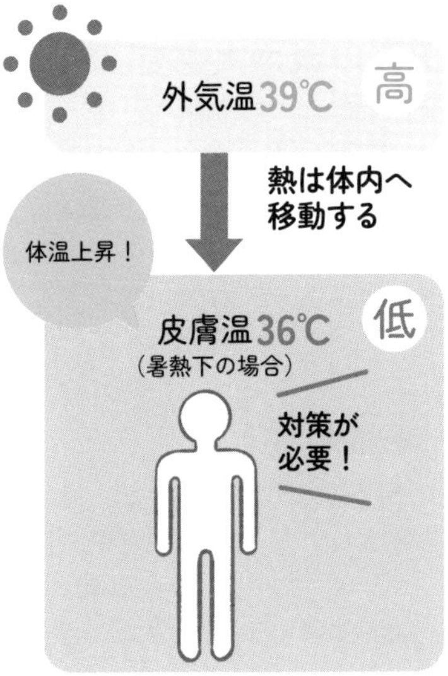

熱は高いほうから低いほうへ移動する

熱の移動は、伝導、対流（水や風の移動）、輻射（電磁波を介して離れた物体間で起こる熱移動）により起こり、高い温度から低い温度へと移動する性質を持っています。環境の温度が皮膚の温度より低い場合、熱はカラダから外気へ移動しますが、夏の暑い日に外気温が皮膚の温度を上回る場合、熱は外気から体内へ流入します。

水は空気より約20倍以上熱を伝えやすい!?

熱いお風呂に入ると、すぐに汗が噴き出るような経験をしたことはないでしょうか？ 水は空気より熱伝導率が高いため、お湯の熱が体内へ速やかに移動し、体温を上昇させます。一方、冷水に浸かると、熱はカラダから冷水へ急激に移動します。このことから、熱中症で深部体温を急激に下げたいときには、冷水に浸かったほうがよいことがわかるでしょう。

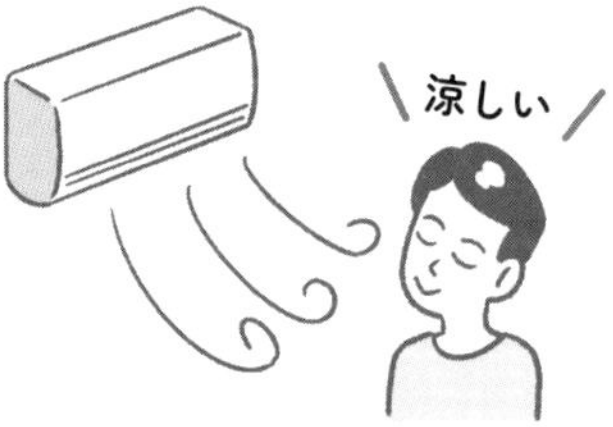

放熱のスピードはクーラーより水風呂のほうが速い！

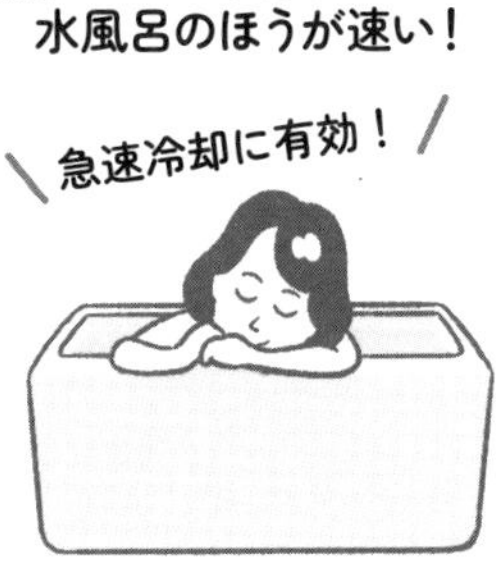

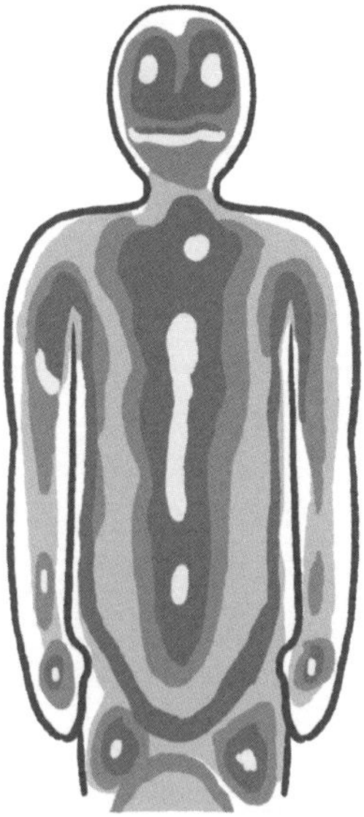

カラダの表面と深部の体温はビミョーに違う

人間の体温は、外側の「皮膚温」と中心部の「深部体温」に分類されます。皮膚温は環境温の変化により大きく変化しますが、深部体温は多少環境温が変化しても一定に保たれるように調節されています。

深部体温とは？

深部体温は直腸温などカラダの内腔へ体温計を入れて推定します。カラダの機能や運動パフォーマンス、熱中症には皮膚温と深部体温の両方が関係しうるのですが、深部体温の過度な上昇は命にかかわるので、深部体温への対策がより重要になります。

深部体温上昇の簡単な推定方法って？

深部体温の上昇に比例して心拍数も増加します。この性質を利用して、例えば、お風呂に入ったときの舌下温（口のなかで計測した深部体温）の変化と心拍数の変化を記録し、心拍数から深部体温の上昇をある程度予測することができます。

1　心拍数と体温の同時測定

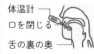

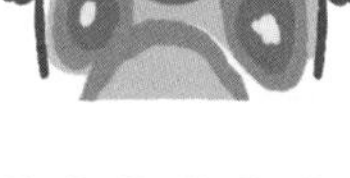

口のなかで体温を測る
例 36.7℃→37.9℃
1.2℃上昇

&

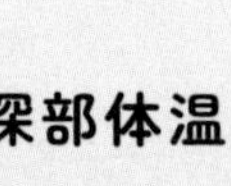

心拍数を測る
例 60拍／分→84拍／分
24拍／分増加

2　深部体温推定

例 24拍／分÷1.2℃
＝20拍／分／℃
つまり、心拍数20拍／分の上昇で深部体温は1℃上昇する

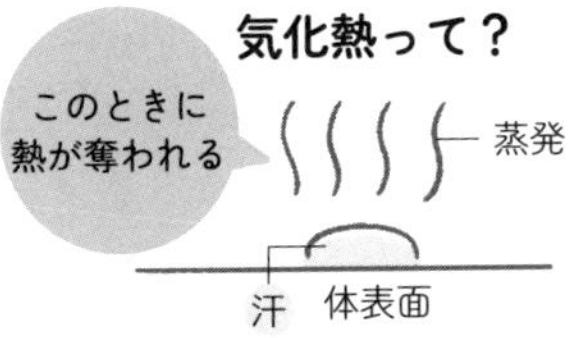

1 汗をかくことは体温調節の命綱

汗が皮膚表面で蒸発すると気化熱を奪い、これにより体温が下がります。このように発汗は人間の体温調節に極めて重要な役割を果たしています。また、体温調節に作用せずに流れ落ちる汗を「無効発汗」といいます。

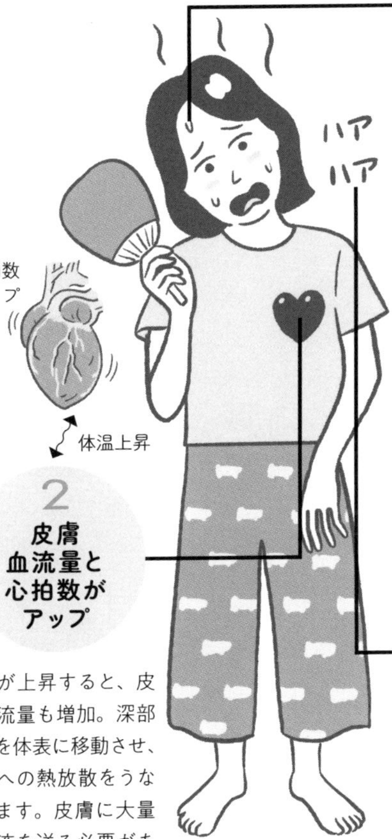

2 皮膚血流量と心拍数がアップ

体温が上昇すると、皮膚血流量も増加。深部の熱を体表に移動させ、外気への熱放散をうながします。皮膚に大量の血液を送る必要があるため、心拍数が上がり、心臓から多くの血液が押し出されます。

3 呼吸量も体温と一緒に増える

呼吸も体温と密接な関係にあります。じっとしていても息が上がっている場合は、深部体温がかなり上昇している可能性があります。

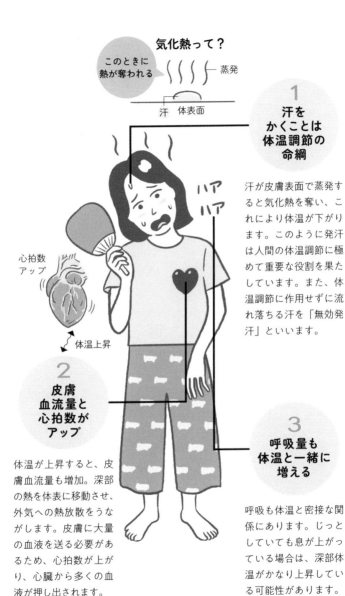

カラダの水分調節って？

浸透圧ってなに？

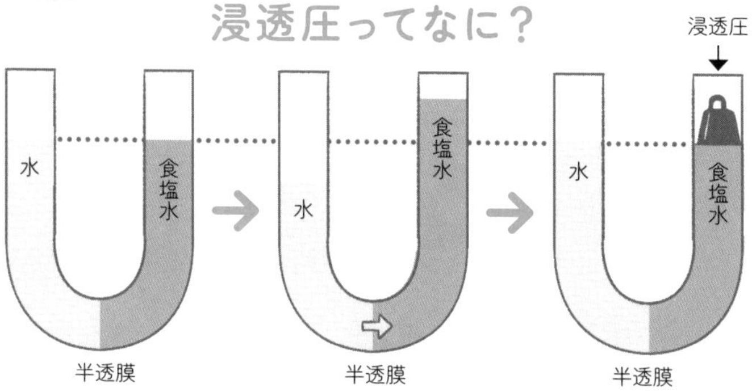

水は通すが大きい物質は通さない、半透膜で仕切る

水は、食塩水のあるほうへ移動。その結果、食塩水の量が増加する

増加した食塩水を上から押さえ、元の高さに戻すのに必要な圧力を浸透圧といい、これは液体中の物質濃度に比例する

カラダの機能と密接にかかわる「浸透圧」

カラダの浸透圧の変化は、浸透圧受容器によって感知されています。血液の浸透圧は、のどの渇き、体温調節反応、尿量の調節などと密接にかかわっています。

浸透圧の上昇は飲水で元に戻す

発汗や排尿、呼吸による水分損失で体内の水分が失われると、血液の浸透圧が上昇し、のどが渇き、飲水行動が起こります。飲水によって血液の浸透圧は元の状態に戻ります。

浸透圧の低下は尿量を増やして元に戻す

水を飲みすぎると、血液の水の部分（血漿《けっしょう》）が急激に増加して、血液の浸透圧が低下（濃度が低下）します。この場合、尿量が多くなり、過剰な水は体外へ排泄されます。

暑くなると脳の血流量が低下する

深部体温が大きく上昇すると、呼吸が活発になり、体外への二酸化炭素の排出が増加して血液の二酸化炭素濃度が低下します。これは脳の血流量の低下をもたらし、この反応が過剰になると、めまいや失神につながります。

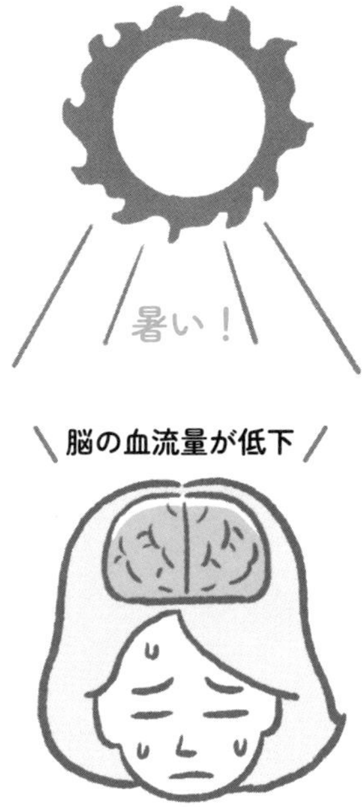

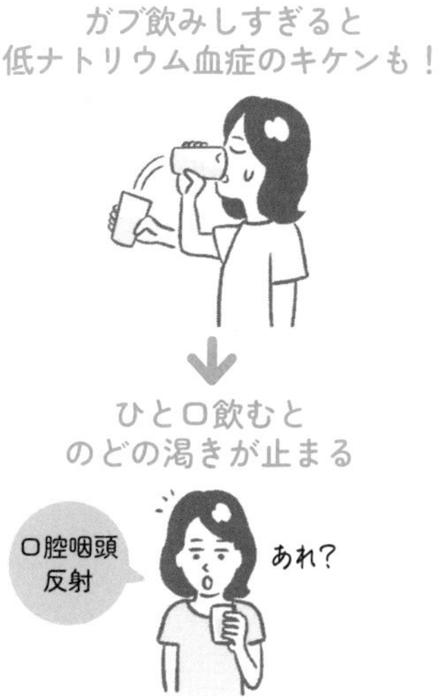
ガブ飲みしすぎると
低ナトリウム血症のキケンも！
ひと口飲むと
のどの渇きが止まる
口腔咽頭反射
あれ？

水の飲みすぎを防ぐ機能がある？

脱水時にはのどが渇き、体内の水分保持のために、汗の出る量が減ります。このようなときに水を飲むと、止まっていた汗が出始め、のどの渇きがおさまることがあります。これは「口腔咽頭《こうくういんとう》反射」と呼ばれ、飲みすぎを防ぐメカニズムではないかと考えられています。

猛暑対策の基礎知識②

患者数が増えているそうだけど……

実は「熱中症」の症状をよく知らない？

まるで災害級の暑さともいわれた2018年をピークに、近年は**熱中症で救急搬送される患者数も増加**しています。

そもそも熱中症とは、特定のひとつの症状を表す疾患ではなく、「暑熱環境における身体適応の障害によって起こる状態の総称」、つまり、**暑さを原因とするさまざまな症状**のことを指します。

軽い症状であっても、患者側の条件によって**容体が急変すること**もあるため、正しい知識を持ち、**適切な予防・対処法**を身につけておくことが大事です。

命のキケンもある！ 油断すると怖い「熱中症」

日本では近年、下の図のように熱中症による救急搬送者数が増加し、毎年夏になると熱中症での死亡事故が頻繁に報道されています。しかし、熱中症を正しく理解し、適切に対応すれば命を落とすことはありません。

熱中症による救急搬送者数（6～9月）

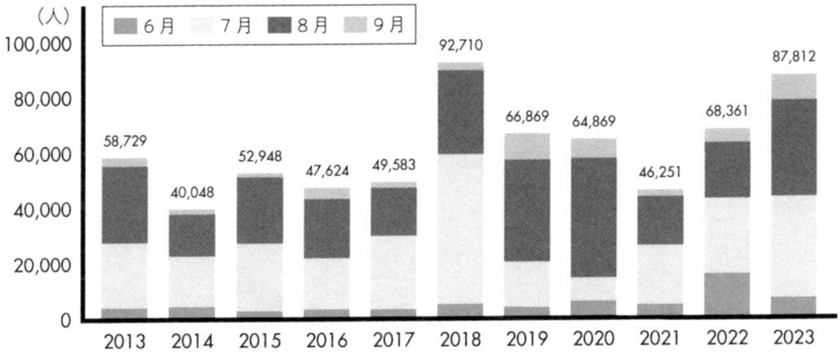

※総務省消防庁「令和５年（５月から９月）の熱中症による救急搬送状況」より作成

熱中症の分類

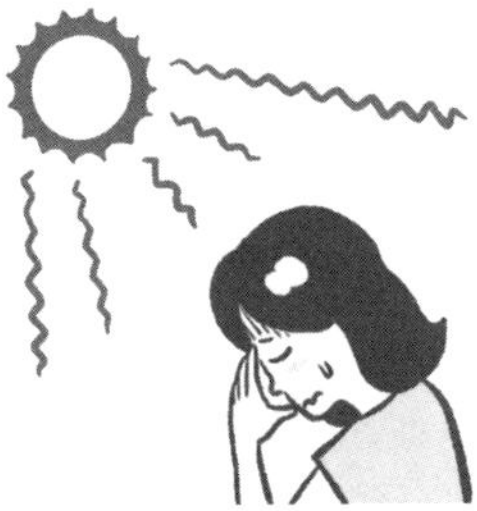

- **熱失神** めまいや一過性の意識消失。
- **熱けいれん** 痛みをともなうけいれん。
- **熱疲労** 脱力感・倦怠感・頭痛・吐き気などの症状。
- **熱射病** 意識障害と高体温（深部体温40℃以上）の状態。

熱中症が起こりやすい状況であるかを知る

熱中症かどうかの判断は、環境要因（気温、湿度、日射量）に加えて、運動をしていたのかや、運動をしていた場合、その強度や時間はどうであったかも考慮する必要があります。

熱中症になりやすい人は？

熱中症になりやすい人や、熱中症が起こりやすい場面を知っておくことで、事前に対策しやすくなります。すべての情報を網羅しているわけではないですが、いくつか重要な情報を紹介します。

スポーツや外での労働中に多い

運動時には産熱量の増加により体温が上がりやすくなります。場合によっては、ジョギングなどのラクな運動でも高体温に陥ることがあります。カラダを鍛えているアスリートは高い強度での長時間運動が可能で、かつ深部体温が高くても運動できてしまうため、気づかないうちに無理をして高体温になる場合もあります。

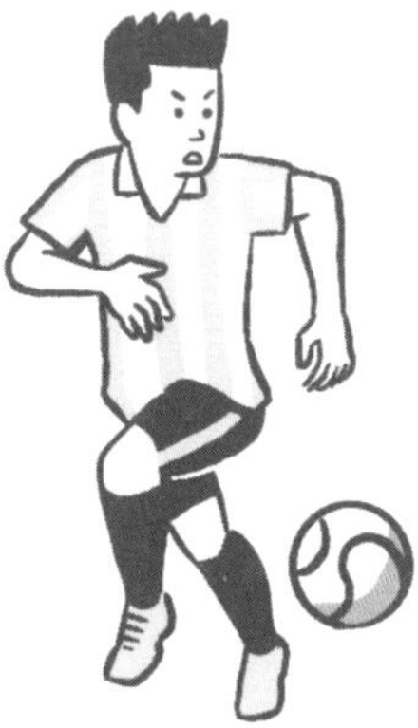

運動不足の人

運動トレーニングにより暑熱耐性が向上します。逆に、運動不足になると暑熱耐性が低下し熱中症になりやすくなります。

季節の変わり目に注意

季節の変わり目は、まだカラダが暑さに適応できておらず、急激に気温が上昇すると、熱中症が起こりやすくなります。

高齢者や病気の人

高齢者や病気の人は、暑さやのどの渇きを感じにくいので、尿の色や体重減少を参考に、のどが渇いていなくても飲水して脱水を防ぎます。

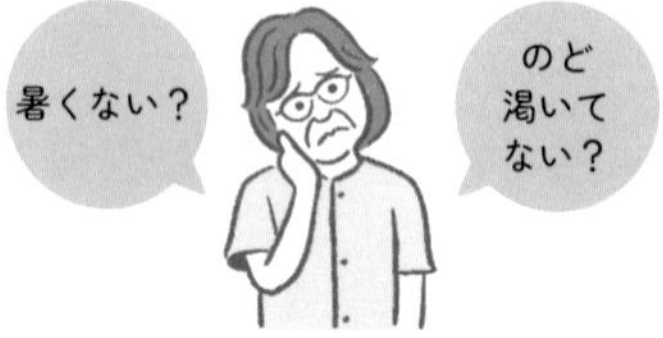
暑くない？
のど
渇いて
ない？

症状に気づきにくい！

熱中症のこんな症状に要注意！

日本救急医学会が使用している熱中症の分類区分では、重症度に応じてⅠ度、Ⅱ度、Ⅲ度を用いています。P19の熱中症の分類も見ながら、具体的にどのような症状であるか理解を深めましょう。

重症度

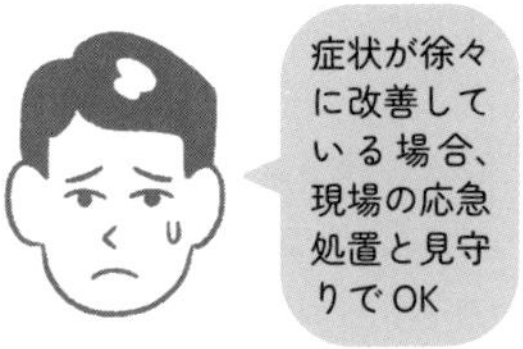
症状が徐々に改善している場合、現場の応急処置と見守りでOK

Ⅰ度

こんな症状

熱失神、日射病、熱けいれんに相当。めまいや一過性の意識消失、痛みをともなうけいれんなどが起こる。

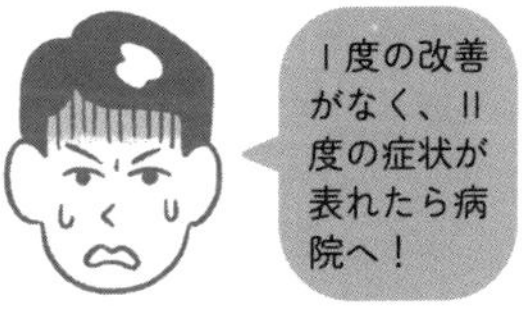

Ⅰ度の改善がなく、Ⅱ度の症状が表れたら病院へ！

Ⅱ度

こんな症状

熱疲労に相当。脱力感・倦怠感・頭痛・吐き気などの症状。通常、意識障害はない。

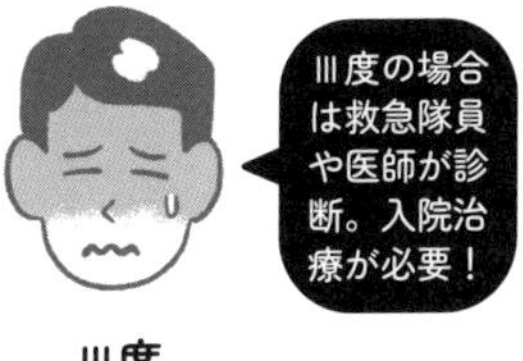
Ⅲ度の場合は救急隊員や医師が診断。入院治療が必要！

Ⅲ度

こんな症状

熱射病にあたる最重症の病状。中枢神経症状、肝・腎機能障害、血液凝固異常などの臓器障害をともなう。

※日本救急医学会『熱中症診療ガイドライン2015』より改編

重度の熱中症（熱射病）になったらどうすればいい？

重度の熱中症（熱射病）は命にかかわるので、早めの対策が重要です。判断が難しいことが多いのですが、患者の症状や、置かれていた状況などから総合的に判断し、素早く適切に対応します。

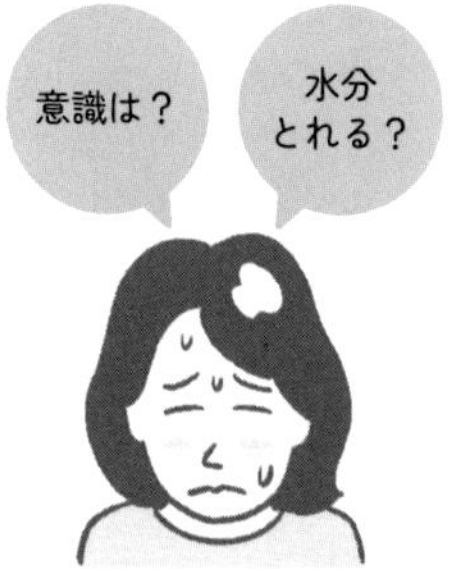

1　まずは症状や状況を確認する

運動していたのか、気温や湿度はどれくらいだったのかなどの状況を素早く把握。中枢神経障害（意識障害など）がある場合は、直腸温を測定し、40℃以上の場合は熱射病と判断します。

2　いち早くカラダを冷やす

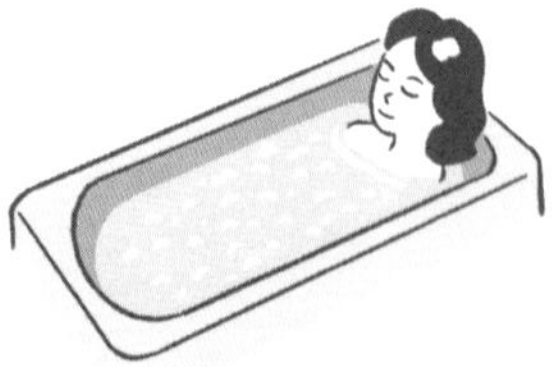

熱射病の場合は、冷水か氷水にカラダを浸し、１秒でも早く39℃以下に深部体温を下げることを目標とします。冷水や氷水を用意できない場合は、冷たい水で濡らしたタオルをカラダ中に張りつけ、１～２分おきにタオルを交換し続けて冷却効果を落とさないようにします。

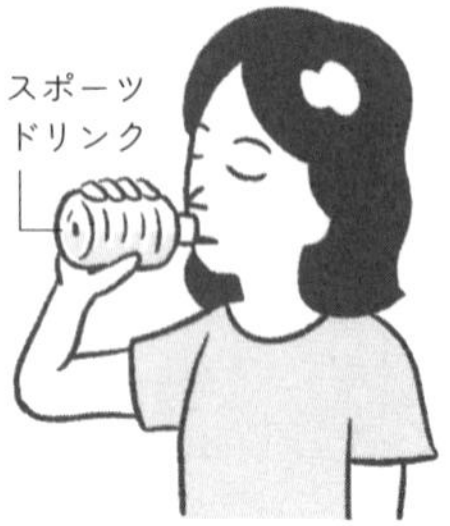

3　水分や電解質の補給は後でよい

熱射病時の飲水は危険です。原則、十分な冷却後、意識がしっかりしてから、水分や電解質（ナトリウムなど）を補給して脱水からの回復をうながします。

猛暑対策 COLUMN

ラクダはなぜ砂漠でも耐えられるの？

猛烈に暑くて水が不足した状態でも活動できる動物がいます。それは、ラクダです。実は、ラクダは、砂漠の過酷な環境に耐えられるように、カラダが特殊な適応を起こしているのです。

例えば、私たち人間を含む多くの哺乳類が体重の15％程度の体水分を失うと命の危険にさらされるのに対して、ラクダは体重の30％ほどの体水分を失っても生きることができるといわれています。また、水を30日以上飲まなくても生存可能ともいわれています。

さらに、100L以上の水を一気飲みすることが可能であるそうです。私たち人間の場合は、大量の水を飲むと、赤血球を含めたさまざまな組織に浮腫が起こり、死に至ることもありますが、ラクダのカラダは大量の飲水にも耐えることができるそうです。

また、ラクダは深部体温が上がっても、ほとんど汗をかきません。昼間の砂漠は猛烈な暑さですが、日が落ちると気温が大きく下がり、深部体温も下がるので、昼間の暑さをガマンして持ち堪えることができれば、汗をかく必要がないのです。このようにして、ラクダは水分の損失を極力減らしているのです。

猛暑対策の基礎知識③

人間は訓練すれば暑さに適応できる!

暑さにカラダを慣らす!「暑熱順化」ってなに?

ずっと暑いなかで生活していると、**カラダが暑さに慣れてラクに感じてくる**ことがあると思います。この現象を「**暑熱馴《じゅん》化《か》**」といい、実際にカラダが暑熱ストレスに耐えられるように、発汗や皮膚血流といった**熱放散の機能が向上する適応**を起こしているのです。

また、この適応を暑熱下でのトレーニングなどによって**人為的に起こすこと**を「**暑熱順化**」といい、1週間ほどの訓練によって暑さに対する耐性を上げることができます。暑熱順化は、熱中症予防にも大きな効果が期待できます。

暑熱順化のメリットとデメリットって?

暑熱順化は、ほどよく深部体温を上昇させ、発汗状態を長時間維持することで起こりますが、そのメリットやデメリットを紹介!

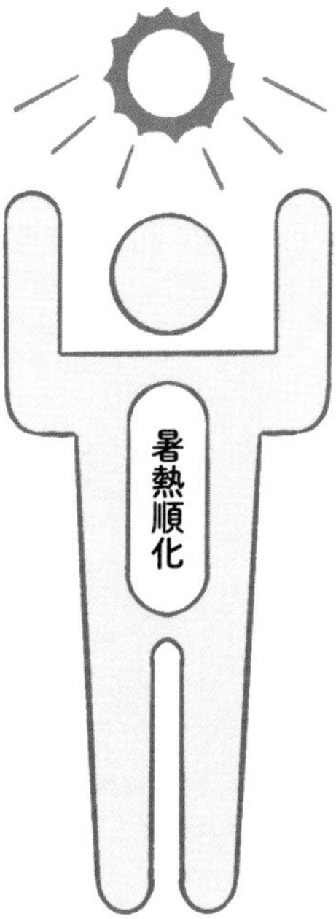

メリット 体温が下がる

深部体温が低下し、暑熱下での活動が続けやすくなる。

メリット 心拍数が下がる

深部体温の低下にともなって心拍数も下がる。

メリット 汗がよく出る

汗をかきやすくなり、カラダの熱が外に逃げやすくなる。

メリット 汗のナトリウム量が減る

汗に含まれるナトリウム量が減り、ナトリウムの過剰な損失を防ぐ。

メリット 皮膚血流量が増える

皮膚血流量が増え、カラダの熱が外に逃げやすくなる。

メリット 血液量が増える

血液(血漿)量が増え、皮膚などの組織へより多くの血液が配分可能となる。

メリット 有酸素能力が向上する

有酸素能力が上がり、長時間運動のパフォーマンスが向上する。

メリット 運動効率が上がる

運動時に消費するエネルギーが低下することで、運動効率が向上する。

メリット 効果が持続する

一度順化すると、しばらく効果が持続する。

デメリット 脱水しやすくなる

汗が出やすくなる分、水分補給をしないと脱水のリスクは上がる。

デメリット 高湿度時は効果が出にくい

湿度が高いと、汗をたくさんかいても無効発汗となり、脱水が進行する。

暑熱順化の基本的な方法って？

基本的には、運動または安静状態で30分程度を目安に実施。カラダが慣れてきたら徐々に時間を延ばすなどし、強度や時間を調節しながら、熱中症にならないよう無理せず行いましょう。

運動による暑熱順化

最初は暑熱下でのウォーキング30分程度を目安に、慣れてきたらジョギングにして強度を上げたり、運動時間を延ばしたりするとよいでしょう。運動の形式は自由ですが、高強度の運動は厳禁です。

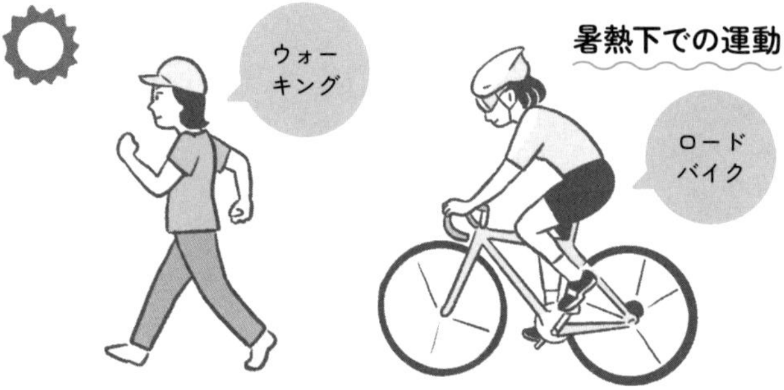

安静な状態で暑熱順化

風呂やサウナで最初は30分程度を目安にし、徐々に時間を延ばすとよいでしょう。温浴は深部体温が上がりやすいので、苦しくなってきたら半身浴や、一度湯船から出るなどして調整しましょう。

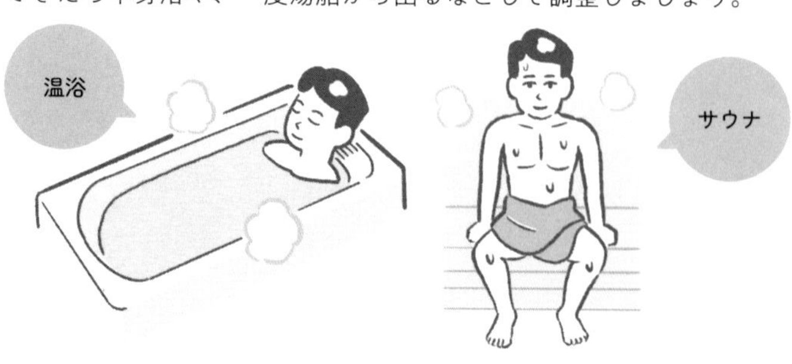

暑熱順化トレーニング中は体温を上げすぎない？

無理をして深部体温を上げすぎると、逆に順化の効果が小さくなったり、熱中症を起こしたりします。無理せず、苦しいと思ったら運動をやめたり、風呂から一時的に上がったりすることも重要です。

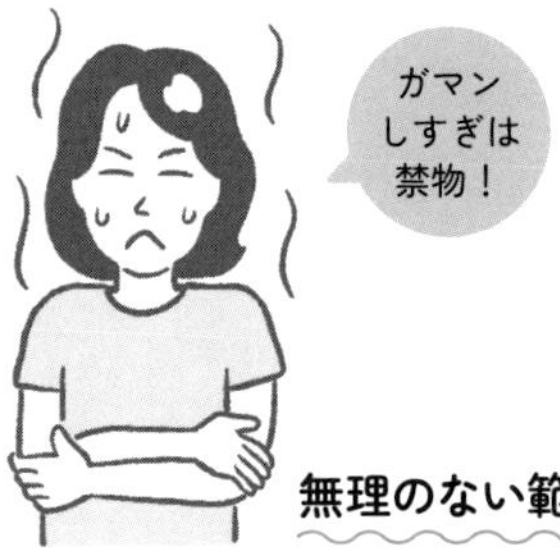
ガマン
しすぎは
禁物！

無理のない範囲で！

女性や子どもは暑熱順化が起こりにくい？

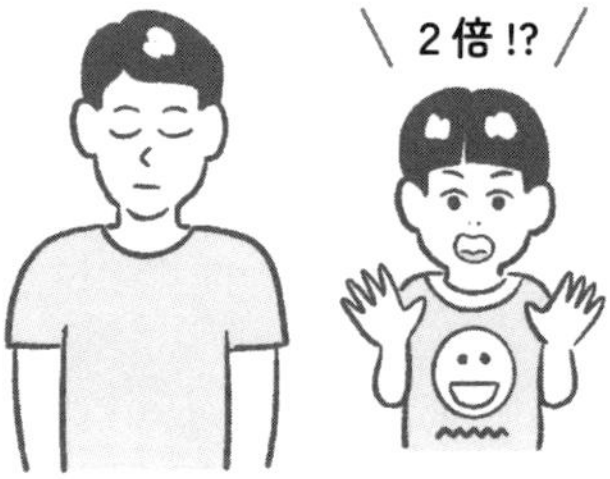
2倍 !?

子どもは2倍の期間がかかる場合も

最近のデータによると、暑熱順化を起こすために、女性は男性よりも少し多くの日数が必要となる可能性が示されています。一方、子どもは暑熱順化を起こしにくく、かなりの日数を必要とするようです。

高齢者でも暑熱順化は起こる？

高齢者の多くは、熱放散の機能や、さまざまな感覚が低下しています。しかし、高齢者でも訓練すれば若者と同じように暑熱順化が起こり、汗をたくさんかけるようになり、深部体温が上がりにくくなります。

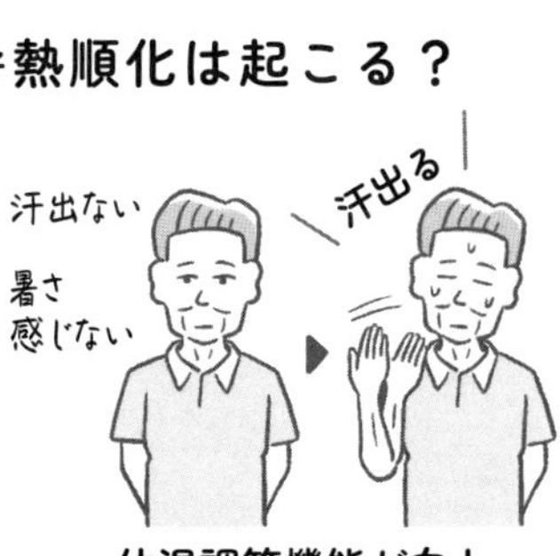
汗出ない
暑さ
感じない
汗出る

体温調節機能が向上

猛暑対策の基礎知識④

過酷な暑さを乗り越える！

猛暑対策の4つのキホン！

暑さによって、カラダがどのように反応しているのか、ざっと理解したところで、猛暑の夏をできるだけ「**ラクに、快適に、安全に**」過ごすため、本書では4つの基本的なアプローチによる具体的な対策を提案していきます。

暑熱下での日常を暮らしやすくし、熱中症を予防するためには、脱水リスクを下げ、カラダを冷やし、暑さへの耐性を向上させるのが基本であり、これらを「**水分補給**」「**冷却**」「**暑熱順化**」「**感覚的な冷却**」という「**4つのキホン**」で対策していきます。

猛暑対策のキホン 1 水分を補給する

水分補給が必要かの目安として「WUT」があります。のどの渇きだけに頼っていると、うまく水分補給できないこともあるので、尿の色や体重も参考にすることで、必要なときに必要な飲水を実施しやすくなります。

脱水(飲水不足)の指標「WUT」って?

脱水の可能性が非常に高い

3つの兆候が見られる場合、脱水症状である可能性が極めて高いといえます。

体重の減少

失われた水分を補給し、安定した体重を維持したいところですが、体重が1%以上減少していると、脱水症状の可能性があります。

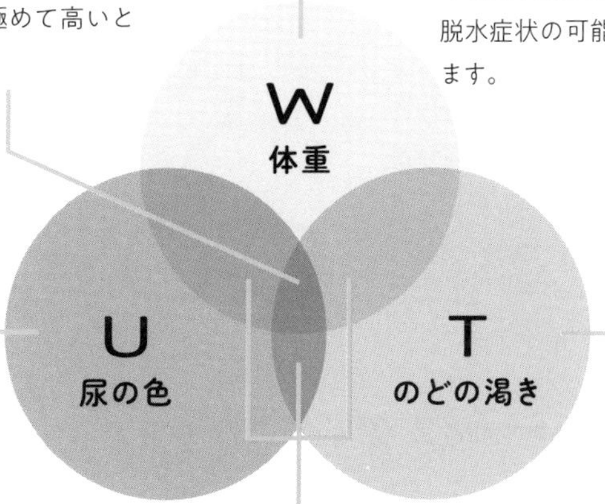

尿の色が濃い

体水分が少ないと尿量も少なくなります。尿量が減ると、尿の色が濃くなり、黒ずんだ尿は脱水症状の兆候になります。

脱水の可能性が高い

2つの兆候が見られる場合、脱水症状の可能性が高いといえます。

のどがすごく渇く

のどの渇きは飲水の必要性を示します。ただし、のどの渇きがなくても危険がないとは限らず、ほかの兆候も併せて観察しましょう。

猛暑対策のキホン 2 体温を下げる（冷却）

深部体温を下げる（上げすぎない）ことが、暑熱対策で最も重要となります。冷水にカラダを浸けることで、効果的に深部体温を下げることができます。また、涼しい場所で休憩するなど状況に応じた対応も大事です。

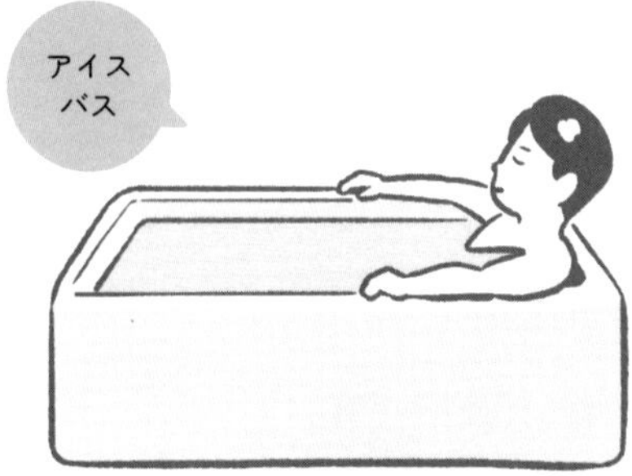
アイス
バス

猛暑対策のキホン 3 暑さに慣らす（暑熱順化）

自らのカラダの機能を向上させ、暑熱耐性を上げる暑熱順化も極めて有効な手段です。無理のない範囲で暑熱下での運動をしたり、温浴やサウナを利用したり、自発的な訓練によって暑さにカラダを慣らします。

暑熱下で
トレーニング

猛暑対策のキホン 4 感覚的に冷やす

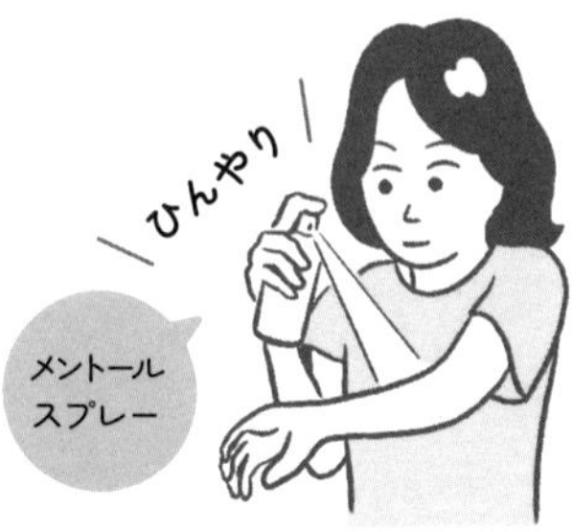
ひんやり
メントール
スプレー

カラダに冷水やメントールをかけると、皮膚温は変化しないものの、冷感をもたらします。ただし、メントールは体温調節を抑制する働きもあるので、暑熱下における長時間運動・労働での使用には注意が必要です。

PART

2

朝昼晩にできること！日常生活の猛暑対策

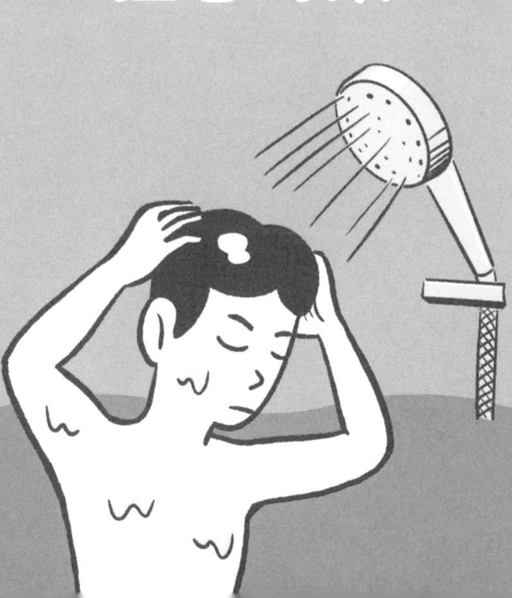

日常生活の猛暑対策

この暑さのなかで生活せねば！

猛暑列島で生き抜くための日常生活の対策って？

猛暑の夏は、夜はよく眠れないし、朝は疲れがとれていないし、早朝から気温が上がり、通勤も憂うつに感じてしまうことも。

夏はそういうものだとあきらめず、できる対策を施せば、これまでよりも1日を快適に過ごせるはずです。水分補給などの猛暑対策に朝昼晩は関係ありませんが、よくある**1日の生活サイクルのシチュエーションに合わせた猛暑対策**を紹介します。

日常における猛暑を乗り切る共通のポイントは「**急がず、ゆっくり、のんびり過ごす**」ことです。

朝昼夜それぞれに有効な対策がある！

本章では、１日の生活サイクルに合わせた猛暑対策を紹介。起床から通勤や外出までの「朝の猛暑対策」、仕事も気温もピークになる「昼の猛暑対策」、日没後から就寝に至るまでの「夜の猛暑対策」という３つのカテゴリーに分けて解説します！

朝の猛暑対策

➡P34〜40

朝起きてから通勤や外出時に有効な対策

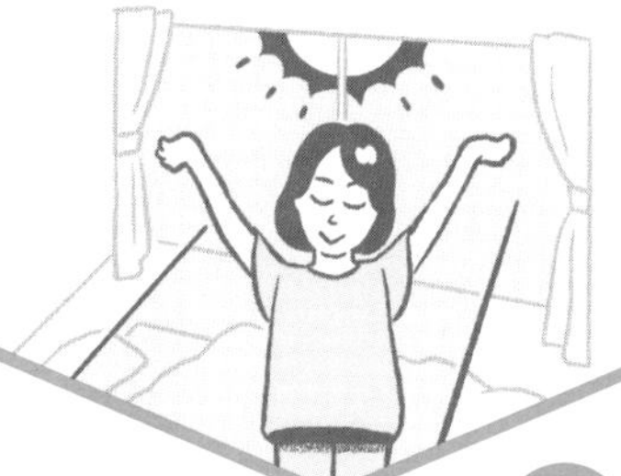

夜の猛暑対策

➡P57〜69

日が暮れてから就寝に至るまでの有効な対策

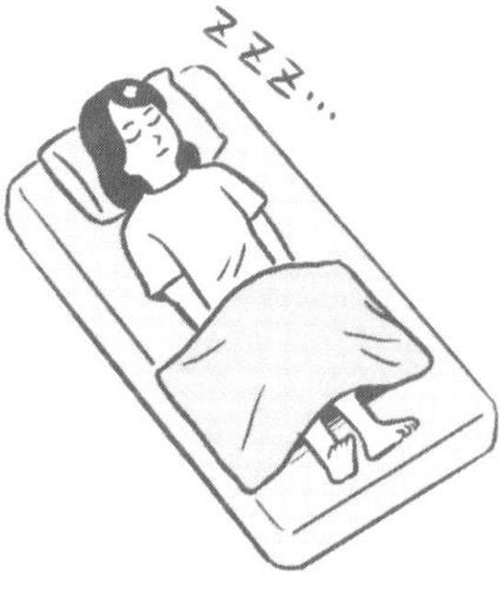

昼の猛暑対策

➡P42〜53

最も気温が上がるピーク時に有効な対策

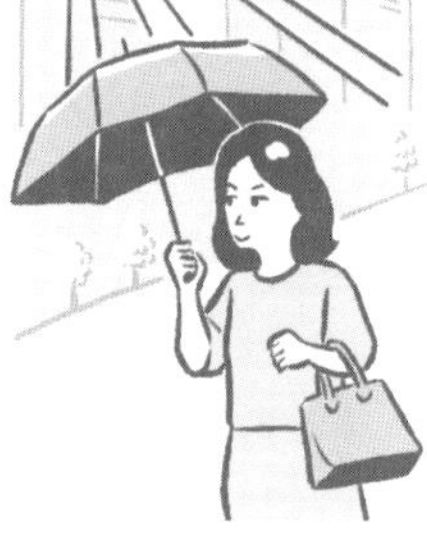

01

朝起きたら、体重を測って必要な水分を補給する！

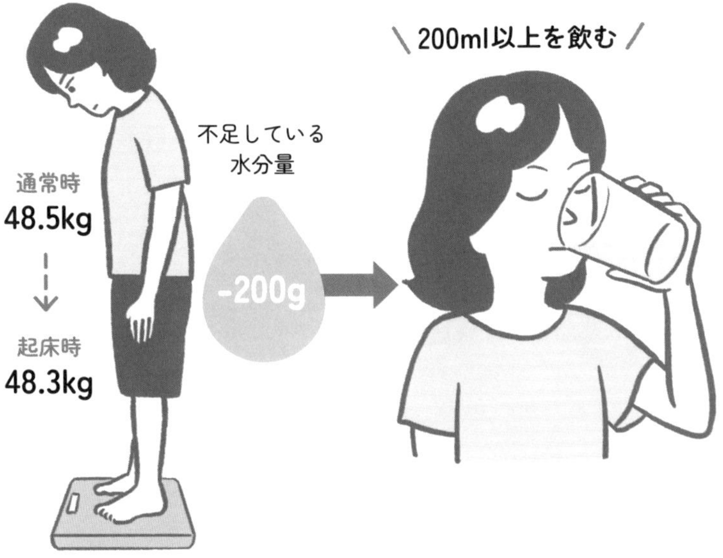

通常時の体重から減った分を補給

水分補給には、体温が上がりにくくなる、体温調節機能が正常に維持されるなどの効果がありますが、水を飲みすぎると低ナトリウム血症のリスクなどもあるため、適切な量を摂取することが大事です。直近の通常時の体重を知っておき、起床時の体重を測って通常時より足りない分以上の水分を、朝食と一緒にとるとよいでしょう。

朝の猛暑対策

02

出かける前のシャワーの温度は少し低めにする！

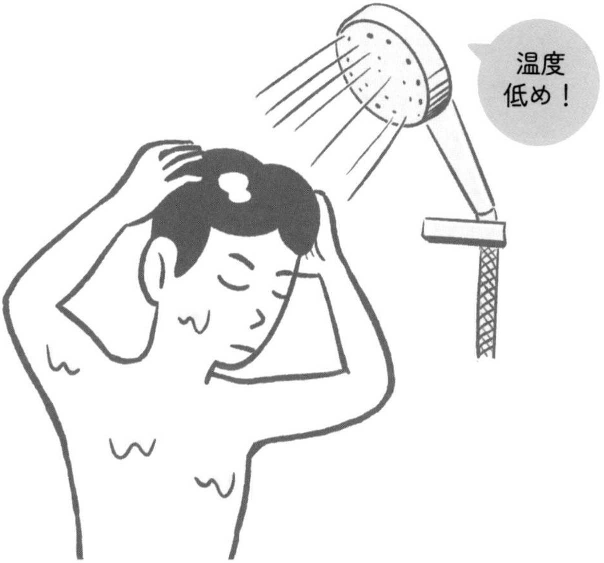

体温を上げないようにして外出する

水の熱伝導率は高いので、シャワーの温度をできるだけ低く設定して体温を上げないようにします。外出時には、歩行などの運動により体内で熱がつくられて、体温が上がりやすくなるので、事前に体温を上げてしまうと、暑熱ストレスが大きくなってしまいます。

朝の猛暑対策

03

朝食のおすすめは……
歩行距離による!?

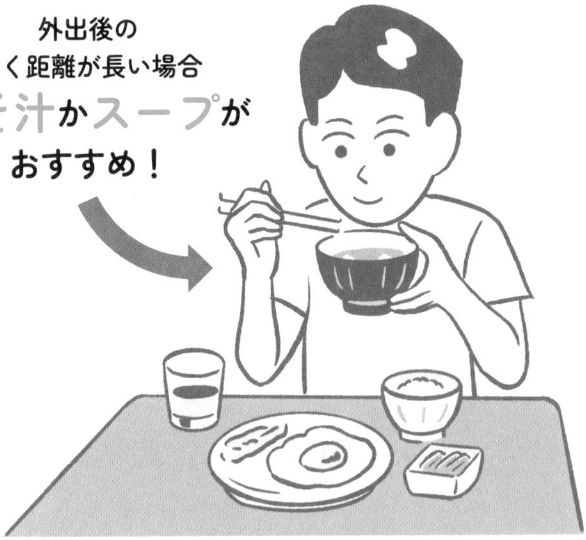
外出後の
歩く距離が長い場合
みそ汁かスープが
おすすめ！

発汗による脱水リスクを下げる

朝食をしっかりとることは、体水分維持に極めて重要ですが、外出後に歩く距離（運動時間）が長く汗をかきやすい場合は、塩分（ナトリウム）を含んだみそ汁やスープがおすすめです。水分をナトリウムと一緒に摂取すると、体内での保水効果が高く、大量の発汗による脱水のリスクを軽減することが期待できます。

朝の猛暑対策

04

朝の天気予報で注意すべきは気温や雲の量だけではない！

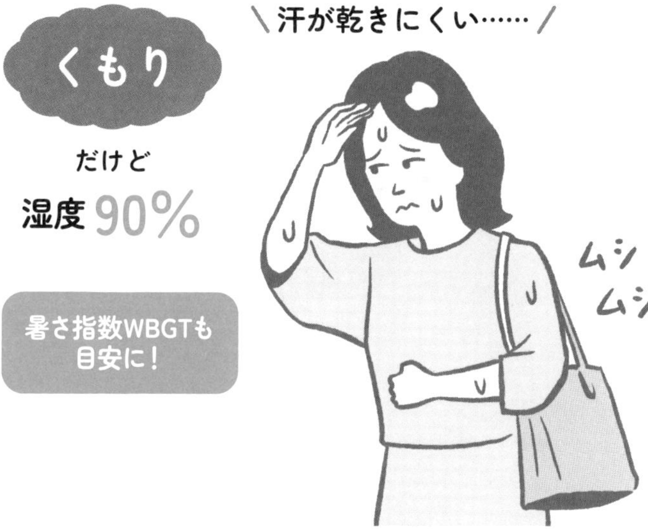
＼汗が乾きにくい……／
くもり
だけど
湿度90%
暑さ指数WBGTも目安に！
ムシムシ
ムシ

湿度が高いと、熱放散の妨げになる！

空模様はくもりで、気温がそれほど高くなかったとしても、湿度が高いと汗の蒸発が起こりにくくなり、結果的に熱放散が妨げられます。朝の天気予報では、気温や日射だけでなく、湿度もチェックするとよいでしょう。気温、湿度、日射、風の要素を取り入れた「WBGT」（P12）を活用すると、熱中症の回避に役立ちます。

05

日傘で直射日光を避ける！

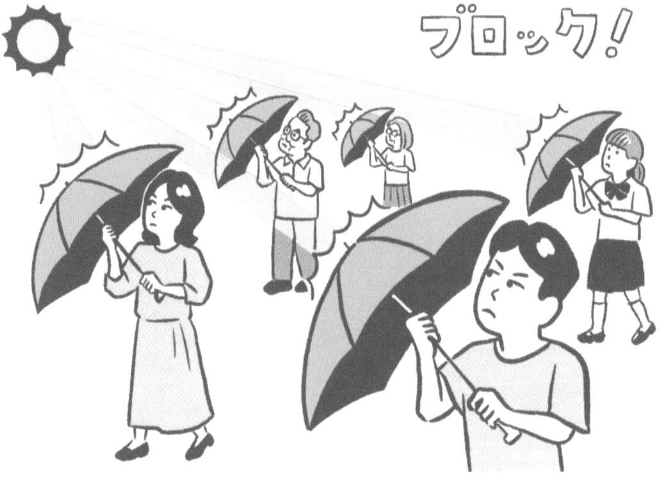

日射の影響もバカにならない！

日射（輻射）により、太陽からカラダへ熱が移動するので、日傘などでこれをさえぎると、多少は体温の上昇を抑えることができます。ただし、日傘は太陽からの輻射熱を防ぐだけなので、これでまったく安心というわけではありません。そのほかの対策とセットで考える必要があります。

朝の猛暑対策

06

朝の通勤電車に乗るときのコツは早めに家を出る！

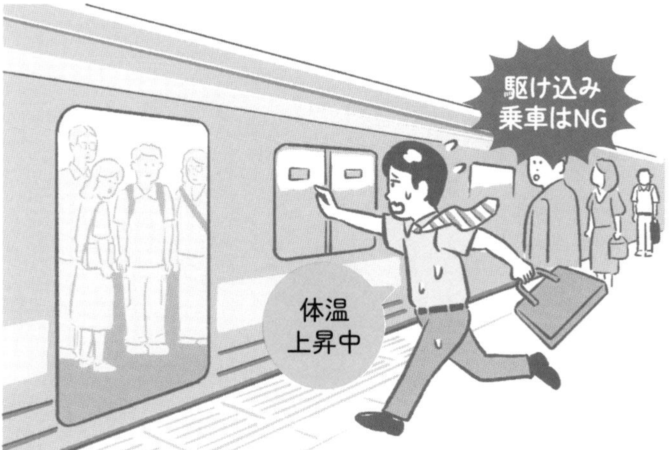
駆け込み
乗車はNG
体温
上昇中

走ると深部体温が大きく上昇する！

激しい運動をすればするほど、筋肉でたくさんの熱がつくられ、深部体温が上がってしまいます。つまり、電車に乗り遅れそうになって駆け込んでしまうと、危険であるだけでなく、それだけ深部体温が上がってしまうことになります。そのため、朝は余裕を持って家を出て、産熱量を上げないように心がけましょう。

07

汗はすぐに拭き取らずにカラダで乾かす！

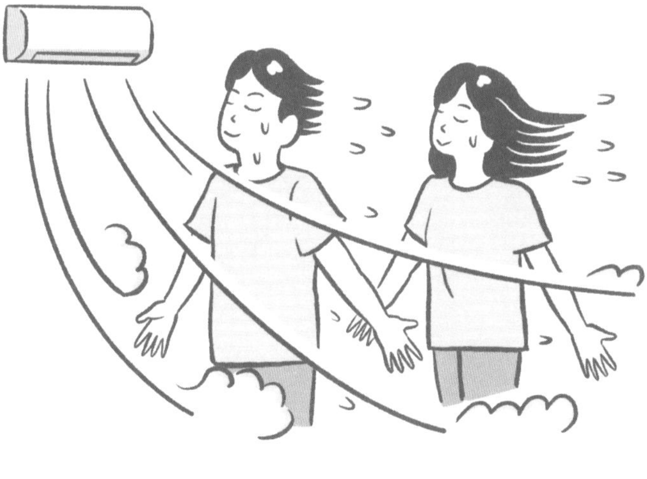

汗はできるだけカラダの表面で蒸発させる

汗は、蒸発して初めて熱をカラダから逃がします。汗が蒸発せずに滴り落ちると、体温調節的にはムダになってしまいます（蒸発しない汗を無効発汗といったりします）。汗は、うっとうしいと感じることもありますが、体温を下げるために、できるだけカラダの表面で蒸発させるように工夫してみてください。

猛暑対策 COLUMN

地球温暖化の影響で
人の性格が変わる？

気候変動の影響は、人間の性格にまで及ぶかもしれないという驚くべき内容が、少し前に有名な科学雑誌で報告されています。

その研究によると、中国とアメリカでそれぞれ大規模な調査を行った結果、快適な気候（22℃前後）のもとで育った人々と比べて、快適でない気候のもとで育った人々は、社交性や協調性、情緒安定性が低かったとのことです。

これが本当だとすると、地球温暖化によって不快な環境で育つ人が多くなると、非社交的で情緒が不安定であり、協調性のない人が多くなる可能性があるということになります。

また、子育ての観点からは、幼少期に子どもを暑いところで過ごさせるのでなく、クーラーの効いた部屋で快適に生活させることで、性格のよい子に育つといったことも考えられます。

地球温暖化が、性格という思わぬところで人類に影響するかもしれません。

昼の猛暑対策

08

よく歩く日の水分補給には スポーツドリンクが有効！

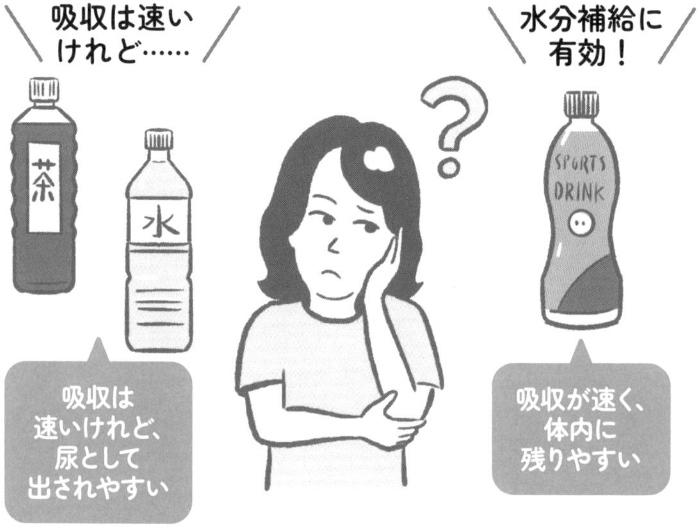
吸収は速い
けれど……
水分補給に
有効！
茶
水
SPORTS
DRINK
吸収は
速いけれど、
尿として
出されやすい
吸収が速く、
体内に
残りやすい

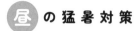

吸収＆保水のために糖濃度を調節

脱水予防の水分補給の場合、飲んでから吸収されるまでの速さや、吸収後すぐに尿として排泄されずに体内に残ることが重要です。ナトリウム飲料に少し糖が入っていると、吸収速度と保水作用が高くなります。スポーツドリンクには十分な量の糖が入っており、長時間運動前のエネルギーと水分の補給におすすめです。

昼の猛暑対策

09

日陰を選んで歩く！

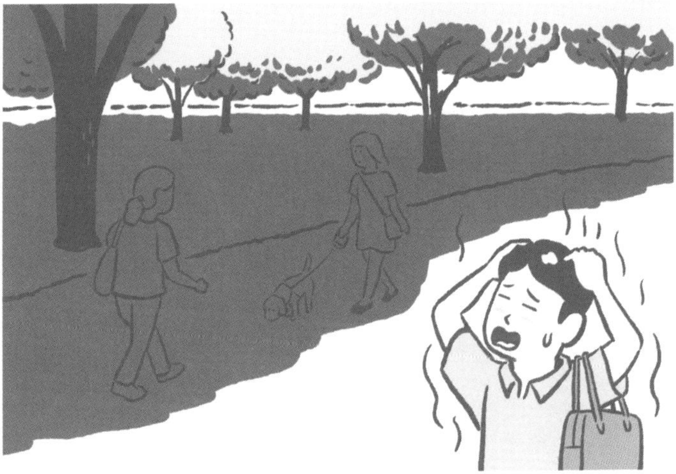

日射の熱だけでなく、建物や地面の熱も低い

日陰は、日射の影響が少ないばかりか、地面や建物の温度も低かったりするので、それらからの輻射熱の影響も小さくすることができます。日傘では太陽からの輻射熱を防ぐだけですが、日陰にいると、より猛暑対策としての効果を発揮します。真昼の外出では、可能な限り日陰を選んで移動するようにしましょう。

昼の猛暑対策

10

外まわりの移動前は安静にして体温を下げておく！

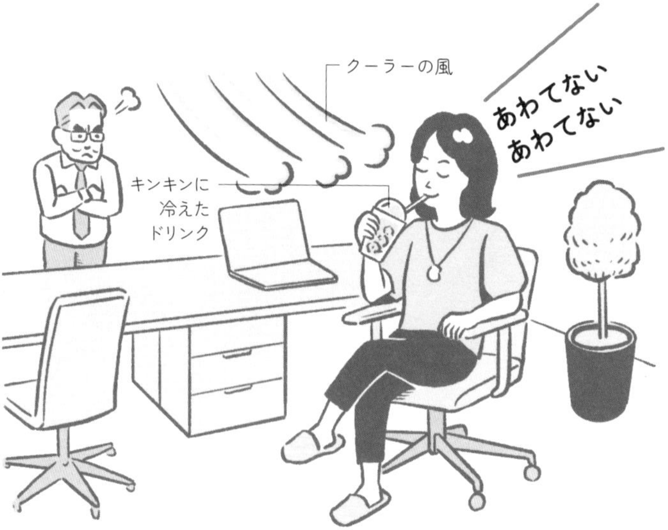
クーラーの風
あわてない
あわてない
キンキンに冷えたドリンク

外出のときは余裕を持って早めに準備！

運動をすると深部体温が上昇するので、運動前に高い状態だと、より深部体温が上昇して暑熱ストレスが大きくなります。外まわりなどで、どうしても歩いたり、カラダを動かしたりする必要がある場合、その直前は涼しい場所で安静にし、深部体温を低くしておくことで、暑熱ストレスを軽減できます。

昼の猛暑対策

11

外まわりの移動の際は涼しい場所で寄り道を！

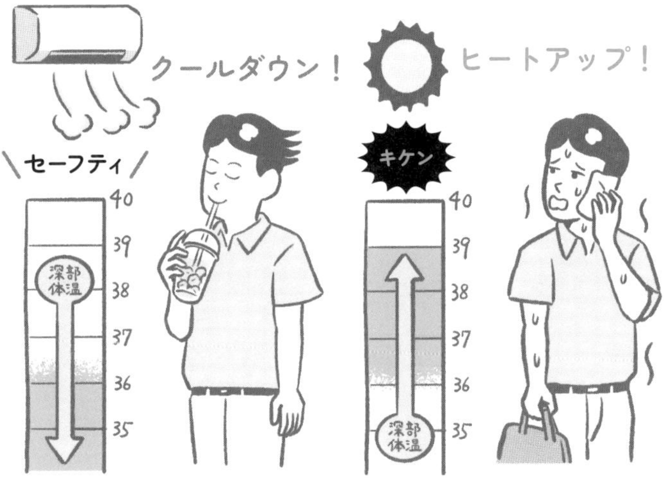

運動をやめれば深部体温は下がる

暑熱下での移動（運動）を休憩もなく続けていると、筋肉で熱がつくられ続け、深部体温が上がります。つらいと思ったら、いったん立ち止まって涼しいカフェなどで寄り道し、産熱量を減らして深部体温を下げましょう。外まわりの移動の際は、こまめに休憩を入れるよう意識し、その際には水分補給も忘れずに！

12

訪問先での打ち合わせのときは早めに到着してクールダウン！

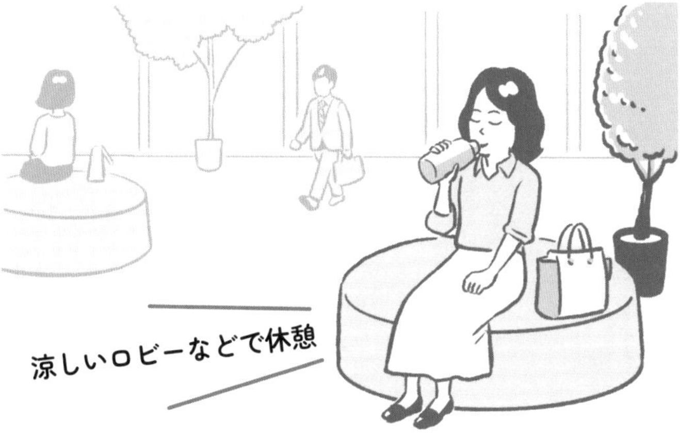
涼しいロビーなどで休憩

いつもより余裕のある行動を意識！

暑熱下での移動時には深部体温が上がり、汗が出ます。一度上がった深部体温は簡単には下がりません。汗だく状態での打ち合わせを避けるよう、訪問先には早めに到着し、涼しい場所で休憩しましょう。深部体温を下げることで汗がおさまります。やはり暑熱下では余裕のある行動がポイントになります。

昼の猛暑対策

13

歩くスピードを落とし、たまに立ち止まる

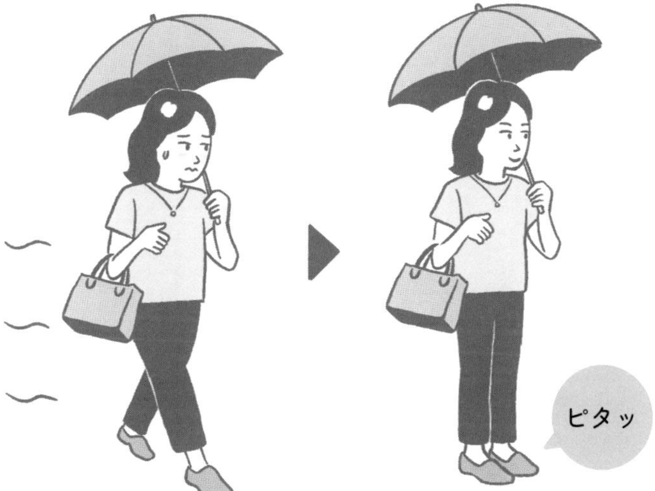

歩くスピードが上がると熱も増える

涼しい場所がなく、暑い環境のなかでしばらく歩き続ける必要がある場合も。そんなときは、歩くスピードを落としたり、立ち止まったりするのがおすすめです。運動が激しくなるほど、筋肉でつくられる熱が増えるので、深部体温が上がります。運動の強度を落としたり、休んだりすることで、深部体温の上昇を抑えられます。

昼の猛暑対策

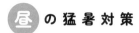

14

外の作業では こまめに休憩する！

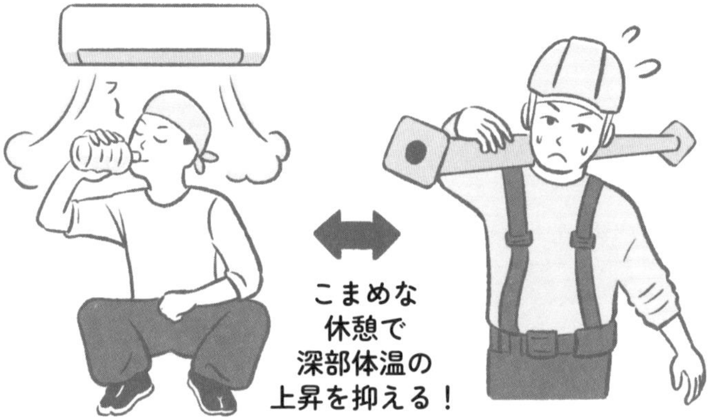
こまめな
休憩で
深部体温の
上昇を抑える！

こまめな休憩で深部体温の過度な上昇を抑える

仕事を休みなく一気に終えたい気持ちはわかりますが、暑熱下では深部体温が過度に上昇し、危険な状態になることも。無理せず、涼しい場所で休憩を入れながら作業しましょう。高温多湿環境では、休んでも深部体温があまり下がらないので、休憩は涼しく湿度の低い場所で。クーリングや飲水を加えるとさらによいでしょう。

昼の猛暑対策

15

猛暑時の仕事前の昼食では消化不良に注意する！

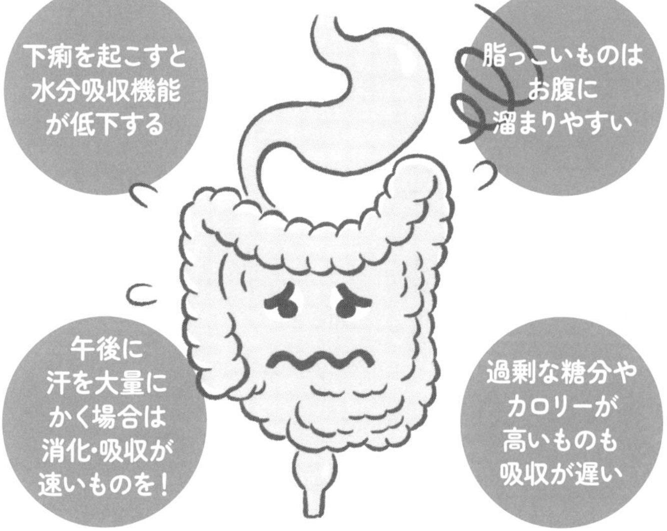
下痢を起こすと
水分吸収機能
が低下する
脂っこいものは
お腹に
溜まりやすい
午後に
汗を大量に
かく場合は
消化・吸収が
速いものを！
過剰な糖分や
カロリーが
高いものも
吸収が遅い

食事に潜む熱中症リスク

午後から活動する場合、昼食に消化の悪いものなどを食べると下痢をすることがあります。下痢になると、水分や電解質の補給が妨げられ危険な状態に。また、脂っこいものや高カロリーのものは胃に溜まりやすく、水分の吸収も遅れることがあるので、胃腸障害を起こしたり、血液量が減ったりする危険性もあります。

16

ラーメンは熱中症対策になる？

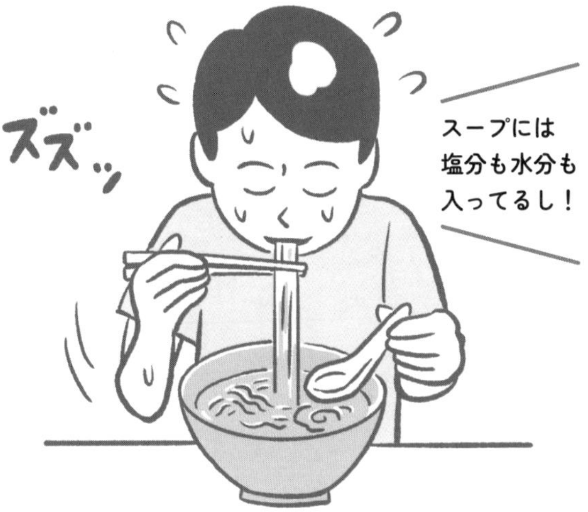
ズズッ
スープには
塩分も水分も
入ってるし！

昼食より夕食にとればリカバリーに有効!?

ラーメンには塩分がたくさん含まれているので、塩分や水分補給によい可能性があります。ただ、脂肪や固形部が多いものは、胃に溜まりやすいので、素早い体水分の回復には向かないかもしれません。午後に仕事や運動で極度に脱水し、それを翌日までにゆっくり回復させる目的で、夕食にとるラーメンなら有効であると思います。

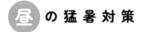

昼の猛暑対策

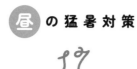

19

猛暑対策として昼寝をすると深部体温は少し下がる

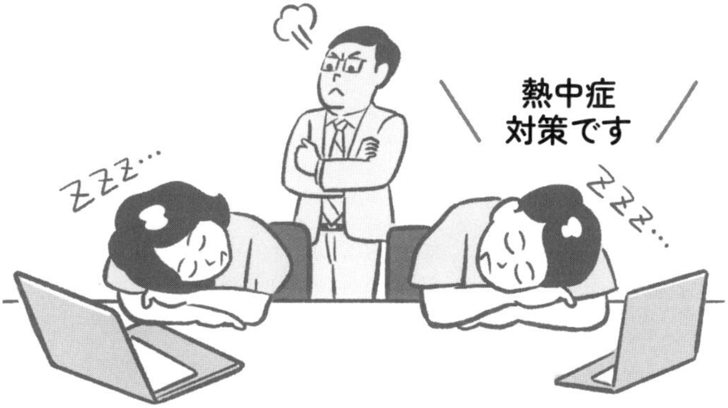
ZZZ…
熱中症
対策です
ZZZ…

睡眠時には深部体温が下がる

昼寝中は筋肉の活動レベルが低くなります。そのため、筋肉でつくられる熱の量が減り、深部体温を下げるように働きます。また、眠りに入ると一瞬汗が出ることがありますが、これにより熱の放散がうながされて深部体温が低下します。暑さでバテ気味のときは、昼寝で回復を図るのもひとつの手かもしれません。

昼の猛暑対策

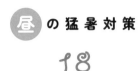

18

オフィスでの最適なエアコンの温度は？

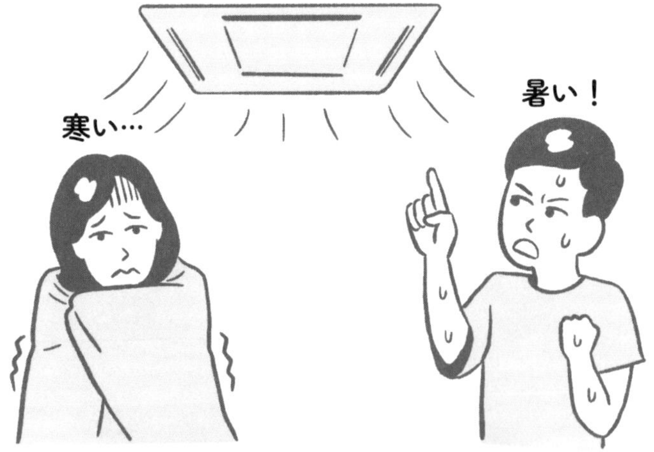

推奨は18℃以上、28℃以下だけど……

対話しながらこまめに調節を！

オフィス内の設定温度は、法律によって18℃以上、28℃以下に維持するよう努力義務が定められています。しかし、個人によって環境温度の感じ方や、体温調節の機能などに差があり、常に全員が快適に感じる温度設定は難しいと思います。むしろ、コミュニケーションをとりながら、こまめに温度調節をしたほうがよいでしょう。

昼の猛暑対策

19

テレワーク中心の生活は熱中症になりやすい？

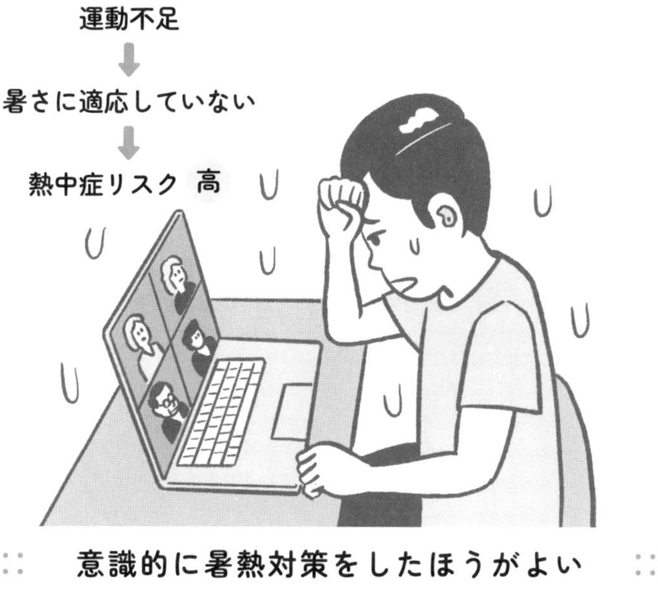
運動不足
暑さに適応していない
熱中症リスク 高

意識的に暑熱対策をしたほうがよい

テレワーク中心の生活は、運動量が極度に減少することがほとんど。この場合、急に気温の高い場所に出たときに、発汗や皮膚血流量の増大といった体温調節機能がうまく働かず、熱中症のリスクが高まる可能性があります。意識的に運動や暑熱順化などをしたほうがよいでしょう。

効率的に
体温を
下げるには?

冷やすとよい部位 正直レビュー

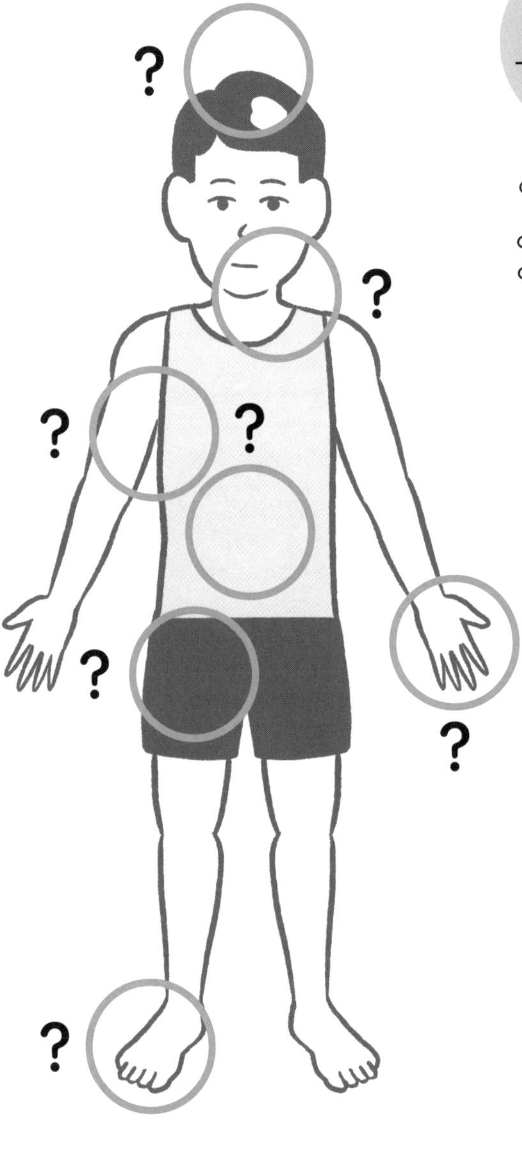

カラダの特定の部位を冷やすことで体温が下がるのかを部位別に解説。本当はできるだけ広い範囲を冷やすのがベストだが、制限のある状況の場合に参考にしてみよう!

首

首を冷やすと脳へ供給される血液の温度が下がり、脳が冷えるといわれることもありますが、そのような効果はありません。ただし、感覚に対する効果は高い可能性があります。

頭・顔

頭や顔は温度感受性が高いといわれており、感覚に与える効果がほかの部位より大きいと考えられています。

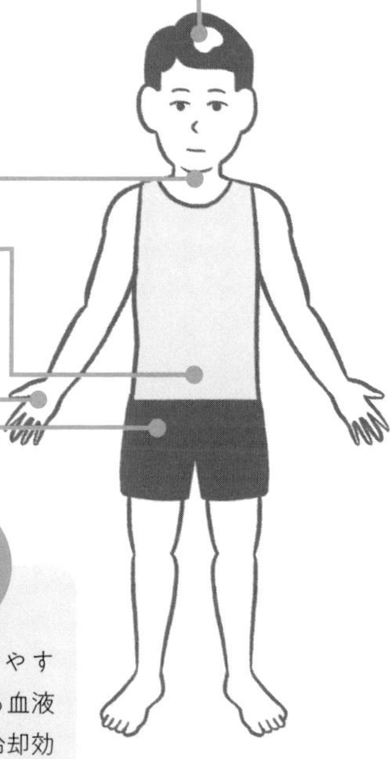

お腹

ほかの部位と比べて冷却効率がよいわけではないのですが、上肢・下肢を冷やせない場合は、冷やしてもよい部位です。

手のひら

動静脈吻合《ふんごう》※（AVA）があるので、ほかの部位より冷却効果が少し高い可能性が。ただし、手を冷やすだけでは、深部体温を急速に下げることはできません。

太もものつけ根（鼠径部）

太い血管を冷やすと、そこを通る血液が冷やされ、冷却効果が高い気がしますが、首の冷却と同様、そのような効果はありません。

※動静脈吻合は、毛細血管を通らずに動脈と静脈が直接連絡する特殊な血管。

背中

冷却効率がよいというわけではないのですが、面積が広い部位でもあるので、腹と背中を冷やすアイスベストを着用すれば、それなりの冷却効果はあります。

脇

首や太ももつけ根と同じように、脇を冷やしたからといって冷却効率がよくなるわけではありません。

足先

手のひらと同じようにAVAが多くあるのですが、やはり足先だけ冷やしても、大きな冷却効果は期待できません。

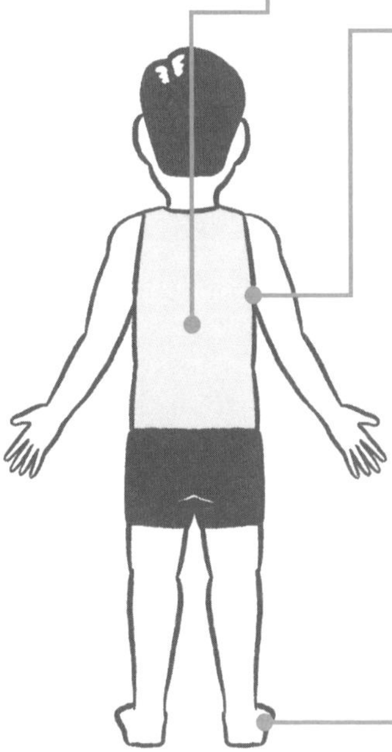

深部体温を下げるには冷やす面積が重要

基本的に、冷却効率（深部体温の低下速度）は冷やす面積に比例してよくなります。ですので、どこの部位を冷やすか、というよりは、冷やす面積を大きくするように心がければよいでしょう。

夜の猛暑対策

20

陽が落ちても都会は油断大敵！

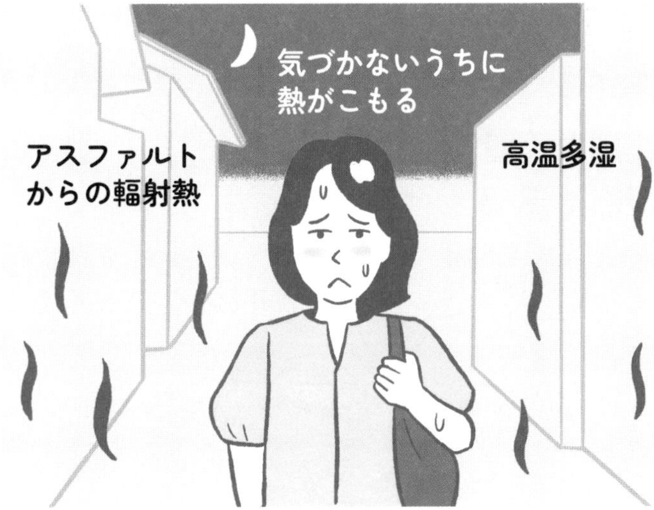
気づかないうちに
熱がこもる
アスファルト
からの輻射熱
高温多湿

日が暮れても高温多湿に要注意！

アスファルトやコンクリートに囲まれた都会の場合、日没後も太陽の輻射熱がこもり、高い気温が続くことが多いです。特に風がなく湿度が高い場合は、熱放散があまり進まず、気づかないうちに熱中症になるリスクが高まります。涼しい場所でのこまめな休憩や、水分補給を忘れないようにしましょう。

夜の猛暑対策

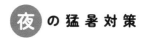

21

ビールを飲むと深部体温が下がることもある！

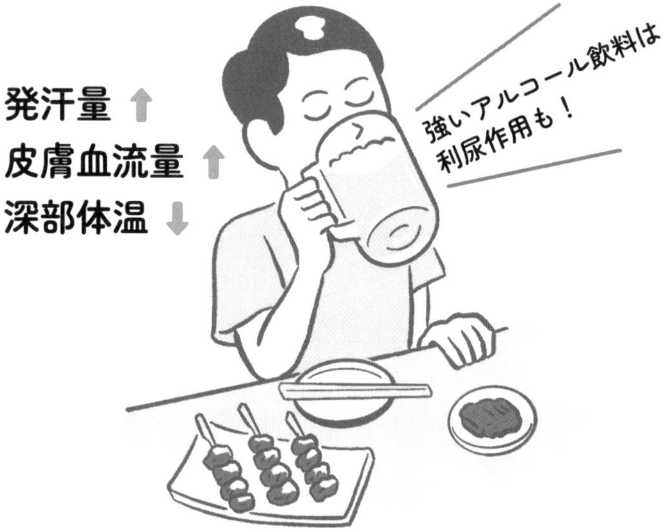
発汗量↑
皮膚血流量↑
深部体温↓
強いアルコール飲料は
利尿作用も！

皮膚血流や発汗が増えて深部体温が下がる場合も

ビールなどのアルコール摂取により、皮膚血流量や発汗量が多くなり、場合によっては深部体温を低下させることもあります。一方で、アルコール摂取で暑さを感じやすくなるという報告も。また、強いアルコール飲料は利尿作用があったり、酔っぱらって適切な行動がとれなくなったりするなどのリスクもあり、適量の摂取が無難なようです。

夜の猛暑対策

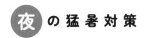

22

帰宅したら汗で濡れた服を着たままクーラーに当たる！

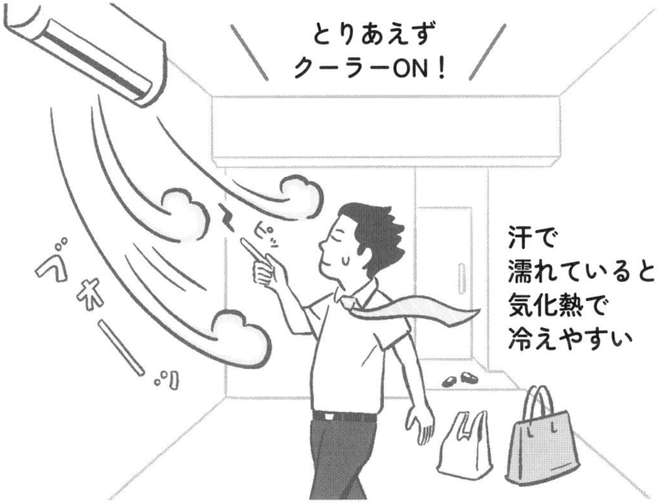
とりあえず
クーラーON！
ピッ
ブホーッ
汗で
濡れていると
気化熱で
冷えやすい

汗を乾かすと深部体温を下げやすい

帰宅したらすぐに着替えたいところですが、歩いて帰宅した直後は深部体温が上がった状態であることが考えられます。深部体温が高いと、せっかく着替えてもまた汗をかいてしまう可能性が高く、汗をかいている状態でクーラーに当たったほうが、気化熱で深部体温を下げやすいので、汗が乾いてから着替えるのがおすすめです。

夜の猛暑対策

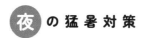

23

就寝前に入浴する場合は 時間短め or 温度低め！

＼睡眠の質が上がる！／

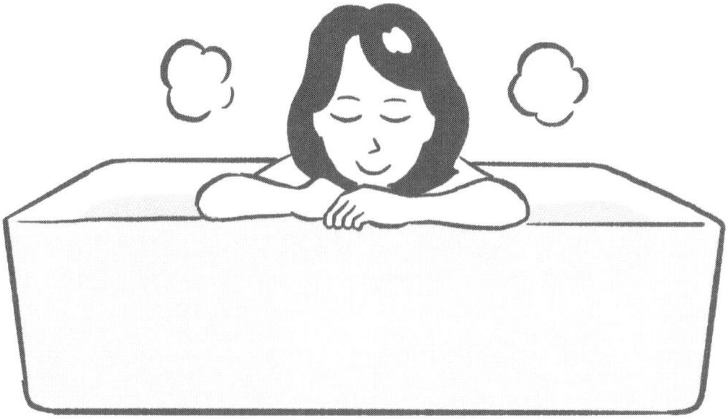

睡眠の質をよくするには入浴にも工夫を！

入浴によって手足の温度を上げることで、睡眠の質が向上する可能性がありますが、一方で急激に皮膚温や深部体温が上昇します。入眠には深部体温の低下が重要であるため、寝つきが悪くなる可能性も。入浴後は涼しい場所で深部体温を下げてから寝るか、入浴時間を短くしたり、お湯の温度を少し下げたりするとよいでしょう。

夜の猛暑対策

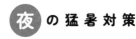

24

お風呂上がりに炭酸水を飲むとよい！

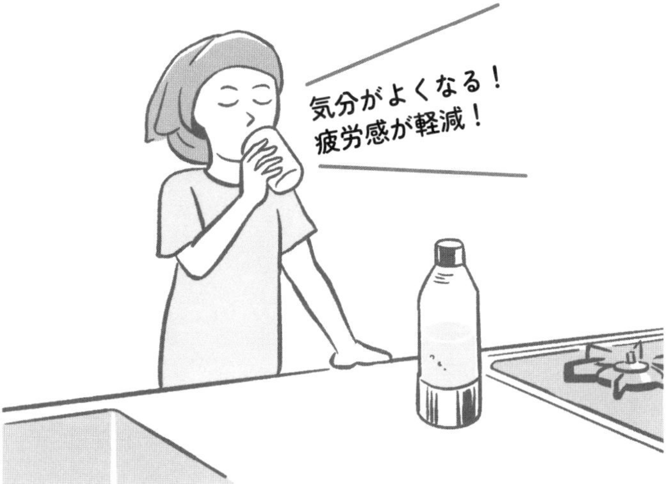
気分がよくなる！
疲労感が軽減！

気分がよく、疲れも癒やされる

入浴後は、深部体温が上昇し、発汗によって水分がある程度減少した状態なので、基本的には水分補給をしたほうがベター。体温上昇時に、炭酸水を飲むと爽快感によって気分がよくなり、疲労感が軽減するという報告も。「疲れをとってサッパリしたい」など、目的によって飲水するドリンクの種類を変えるのもよいかもしれません。

夜の猛暑対策

25

お風呂上がりに牛乳を飲むとよい！

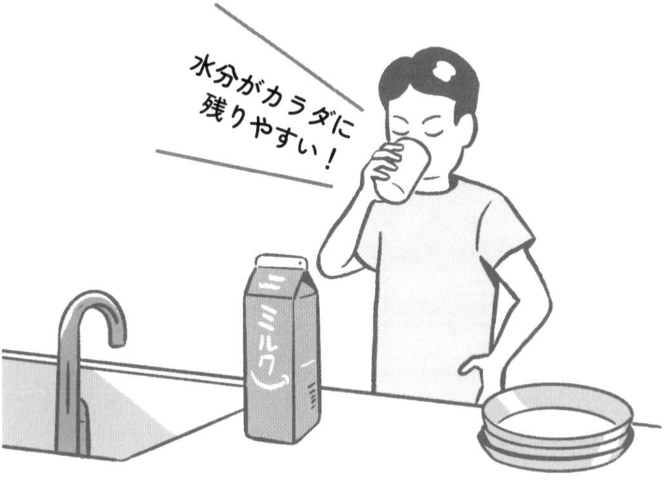
水分がカラダに
残りやすい！
ミルク

ゆっくり回復したいときにおすすめ

タンパク質やナトリウムが豊富な牛乳は、体水分の保水効果にすぐれていますが、胃から腸へ移動するスピードがやや遅いので、素早く補給したいときには向きません。一方で、ゆっくり吸収される分、血液の浸透圧の低下が抑えられ、尿として排泄される量が減るため、お風呂上がりに体水分をゆっくり回復させるには、牛乳がおすすめです。

夜の猛暑対策

26

就寝前も体重を測って減った分の水分を補給する！

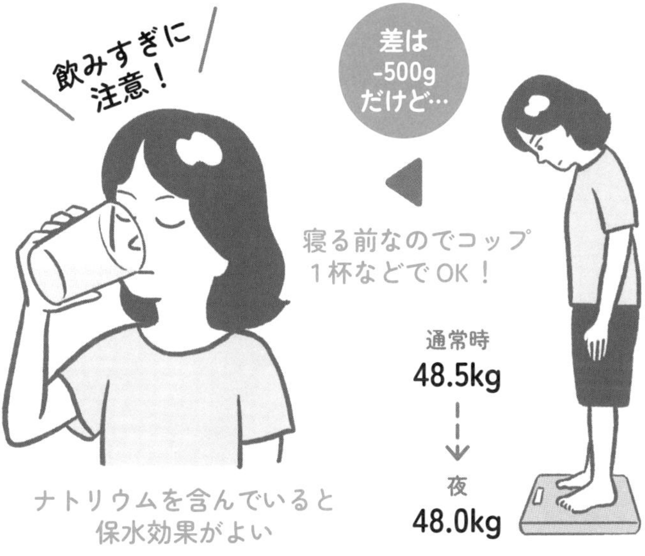
飲みすぎに注意！
差は -500g だけど…
寝る前なのでコップ1杯などでOK！
通常時 48.5kg
夜 48.0kg
ナトリウムを含んでいると保水効果がよい

1日の生活で失った水分を補う

起床時（P34）と同じく、就寝前に体重を計測し、その日に失ったであろう水分量の補給をおすすめします。ただし、1日の生活のなかで場合によっては、500～1000g ほど変化していることも。寝る前にあまり大量の水分をとってもトイレに行きたくなってしまうので、ナトリウムを含んだものを無理のない量で飲むとよいでしょう。

夜の猛暑対策

27

熱帯夜のなかで眠るときは室温を下げても手足は冷やすな！

手足を冷やすと睡眠の質が低下する!?

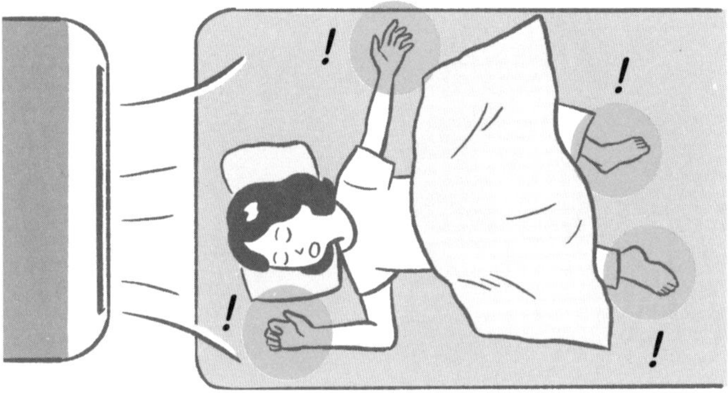

自分に合った設定温度で快適な睡眠を！

室温が高すぎると睡眠の質が低下することが報告されているので、就寝時はクーラーを使って快適な温度に設定しましょう。ただし、手足の温度が低下することで、逆に睡眠の質が低下してしまう可能性が指摘されています。冷え性の女性の場合は特に注意が必要です。靴下をはくなど、手足を冷やしすぎないよう工夫しましょう。

夜の猛暑対策

28

就寝中のクーラーは朝に冷えを感じるときはタイマーをセットする

市街地が多い地域

気温や室温が
下がりにくい

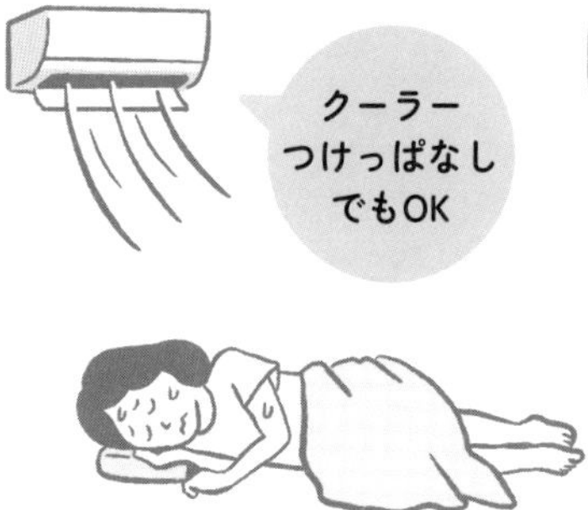
クーラーつけっぱなしでもOK

朝も暑い

自然が多い地域

夜から朝にかけて
冷えを感じやすい

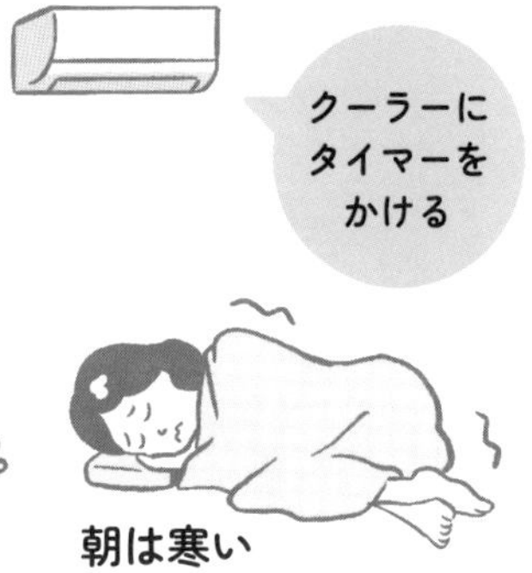
クーラーにタイマーをかける

朝は寒い

夜から朝の環境温の変化によって設定

朝方に冷えると感じるのであれば、途中で切れるようタイマーを設定しましょう。特に、夜から朝にかけて気温が下がりやすい地域では、寒くなりすぎないような工夫が重要です。一方、都会では気温や室温が下がりにくい環境であることがほとんど。その場合は、タイマーをかけずに、つけっぱなしにしてもよいかもしれません。

夜の猛暑対策

29

就寝中の扇風機の使用は恩恵が少ない!?

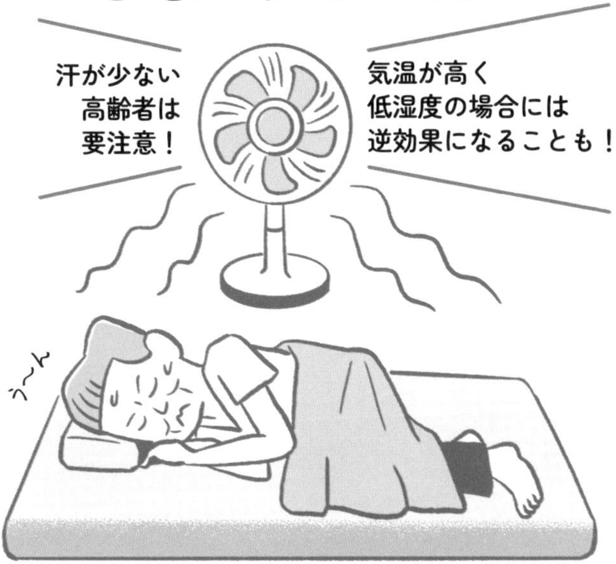
汗が少ない
高齢者は
要注意！
気温が高く
低湿度の場合には
逆効果になることも！
う〜ん

風の効果は気温や湿度、汗の量で変わってくる

風の効果は、気温や湿度によって変わります。気温が高い（35℃以上）場合は、むしろ体温を上げてしまう可能性があります。また、湿度が低い場合は、冷却効果が小さくなることが多いようです。さらに、汗の量にも影響され、汗をあまりかかない高齢者は、風の恩恵を受けにくいとされています。

夜の猛暑対策

30

冷感シーツや冷感枕は効果があるの？

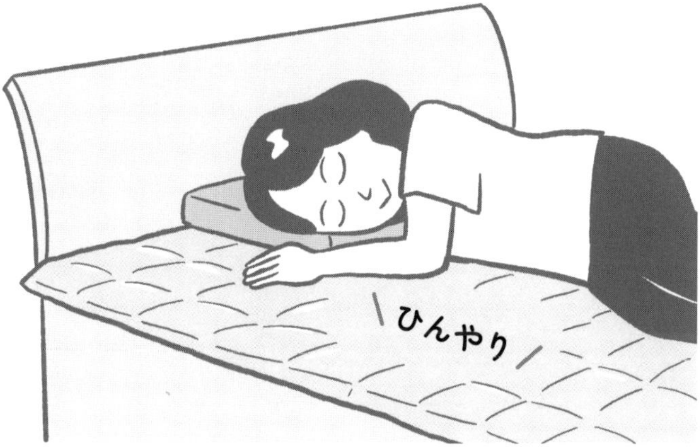

体温そのものに影響はない

深部体温は下がらないのでほかの対策と併用で！

最近は素材の研究が進んで、速乾性のある冷感素材のシーツや枕カバーといった寝具がたくさん発売されています。たしかに、ひんやりとした感覚によって心地よさによる安眠効果はあると思いますが、深部体温を大きく下げるわけではありません。熱帯夜のときは、室温調節など、ほかの対策と併せて利用するとよいでしょう。

夜の猛暑対策

31

夜中に起きてしまったら エアコンの設定温度を下げてみる

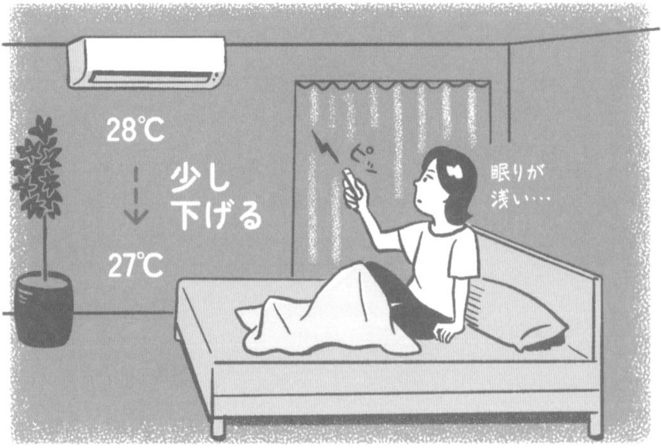

睡眠時の室温や深部体温を下げる工夫が大事

夜中に目が覚める中途覚醒の場合、やはり睡眠の質が低下していると考えられます。室温や深部体温が高いことが眠りに入るのを妨ぐといわれているので、根本的にここを解決するのが最も効果的であると考えます。最適なエアコンの温度には個人差があるので、自分が一番よく眠れる設定温度を見つけましょう。

夜の猛暑対策

32

寝るときの服装は肌の露出が多いほうがよい！

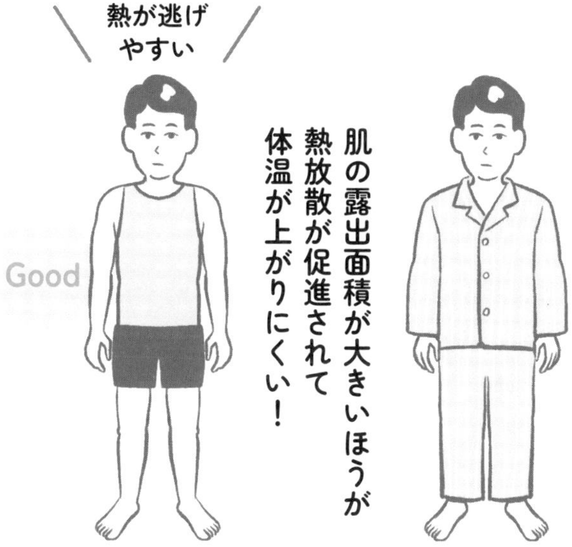
熱が逃げやすい
Good
肌の露出面積が大きいほうが熱放散が促進されて体温が上がりにくい！

熱を放散させやすい状態で寝る

汗を吸収してくれるのでパジャマを着たほうが逆に涼しい、といわれることもありますが、基本的には肌の露出が多いほうが、熱が放散されやすく、深部体温も下がりやすいといえます。そのため、半袖や短パンなど、肌の露出面積が大きく、通気性のよい素材のものを着用して寝るとよいでしょう。

暑熱順化は健康によい?

どこの温泉地に行っても、温泉の効能について長々と書かれているように、温泉や銭湯は健康によいといわれています。しかし、温泉の効能の科学的な裏づけは、あいまいなものも多いように感じます。

そんななか、温浴が健康によいという「ヒートセラピー」という考え方が、近年注目を集め、海外での研究も盛んに行われています。
実際、温浴によって血管機能が向上したり、糖代謝能力が向上したりするという報告がたくさん出てきており、温泉や銭湯が健康によいという研究成果が蓄積されつつあります。

運動が健康によいということはよく知られていますが、なかには運動をしたくてもできないという方もいるでしょう。そういう方でも、お湯にカラダを浸けることで、運動と似たような健康増進効果が得られるわけです。

現在、温泉はもちろん、銭湯やサウナもブームになっていますので、趣味や健康目的で運動以外の暑熱順化を試してみるのもよいでしょう。

PART 3

ちょっとした意識で変わる！衣食住にまつわる猛暑対策

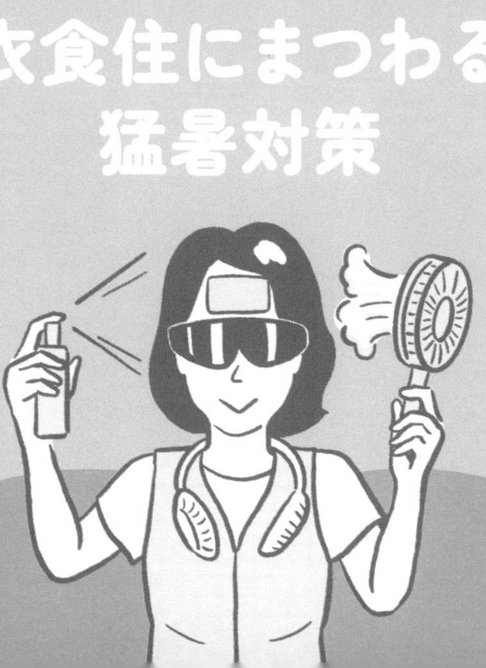

ちょっとしたことでもだいぶ変わる？

食事や習慣、環境における猛暑対策って？

あまりにも暑さがキツくなりすぎて、普段の夏の生活が昔よりしんどいと感じることが多くなってきたと思いませんか？　**食事や生活習慣、生活環境**といった私たちの暮らしそのものである「**衣食住**」において、**ちょっとした知識や工夫があれば、もっと暮らしやすくなる対策**があります。

また、日常生活のなかには、事実とは異なる情報による誤解や、迷いがちな疑問なども少なくありません。本章では、こうした衣食住にまつわる猛暑対策や、疑問について解説していきます。

食生活の猛暑対策

33

夏場の下痢には要注意!

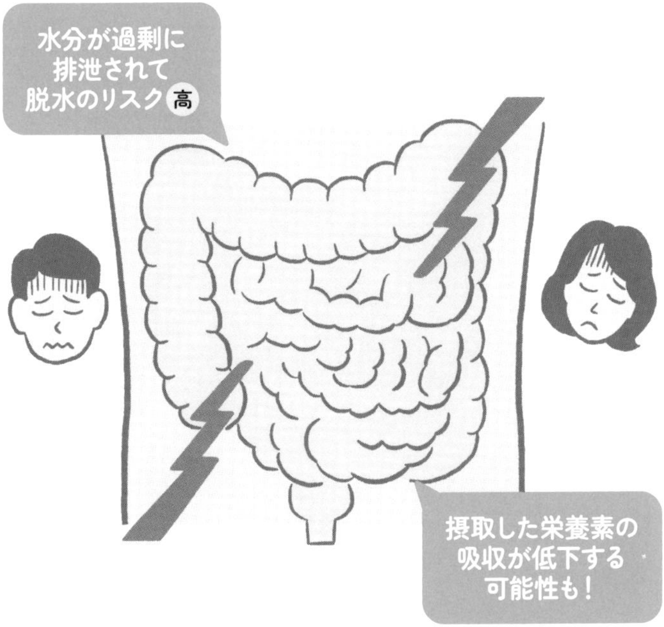
水分が過剰に
排泄されて
脱水のリスク高
摂取した栄養素の
吸収が低下する
可能性も!

∷ 夏は胃腸にやさしくするのを意識して! ∷

夏には、冷たいドリンクを飲みすぎたり、食あたりになったりして下痢を起こすことも少なくありません。そして、この夏場の下痢には要注意。水分が過剰に排泄されて脱水のリスクが上がるのはもちろん、食事で摂取した栄養素の吸収が低下してしまう可能性があるからです。

食生活の猛暑対策

34

水の「飲み溜め」ってできるの？

＼塩（ナトリウム）を含んでいるものを飲むと保水効果が高い（尿として出にくい）！／

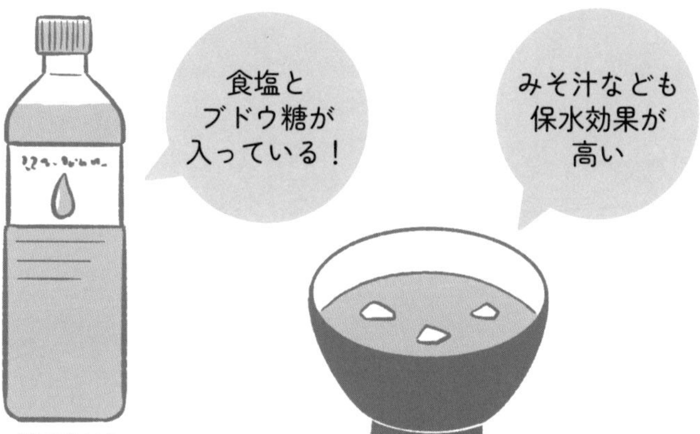
食塩とブドウ糖が入っている！
みそ汁なども保水効果が高い

経口補水液

こまめな飲水ができないときの対策

例えば、外で長時間の労働をしなければならず、こまめな飲水などができないケースもあるかと思います。そういう場合に、事前に水分を多めに摂取し、飲み溜めする（ハイパーハイドレーション）こともできます。その際には、経口補水液やみそ汁などナトリウム濃度の高いものを摂取すると、保水効果が高いのでおすすめです。

食生活の猛暑対策

35

ドリンクの種類で補給効果が変わる？

飲料水分補給指数（BHI）の比較

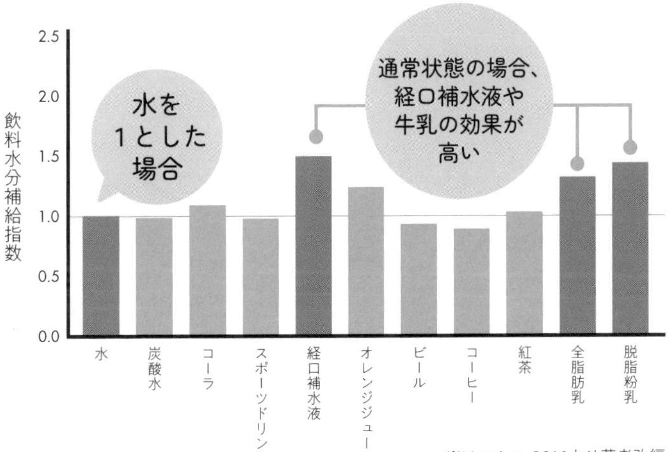

※Maughan, 2016より著者改編

保水効果の高いドリンクは経口補水液と牛乳

通常の体水分状態で飲水した場合、どれだけ飲んだものがカラダに残るか（尿量が少ないか）を調べた研究があります。「飲料水分補給指数（BHI = Beverage Hydration Index）」は、水を１として、１より高ければ、水より水分補給効果が高いことを意味します。その結果、経口補水液や牛乳がすぐれていることが示されました。

食生活の猛暑対策

36

猛暑でも健康のために塩分が多い食事は控えるべき？

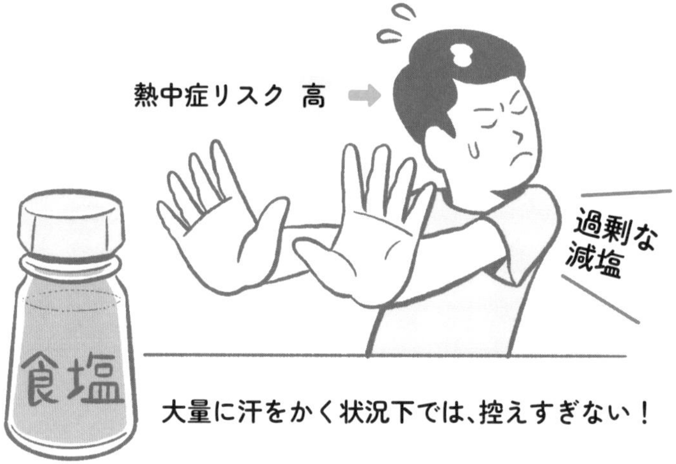
熱中症リスク 高
過剰な減塩
食塩
大量に汗をかく状況下では、控えすぎない！

控えすぎは脱水リスクが高くなる

血圧などを気にして減塩をしている人も多いでしょう。平常時では問題ないのですが、大量に汗をかく状況では同時にナトリウムも排出され、血液量も減少傾向になるため、カラダに不調をきたしやすくなります。特に回復のために水分補給を要する場合は、尿量を増やさないようナトリウム入りの飲料を摂取したほうがよいです。

食生活の猛暑対策

37

辛いものを食べると汗が出るのはなぜ？

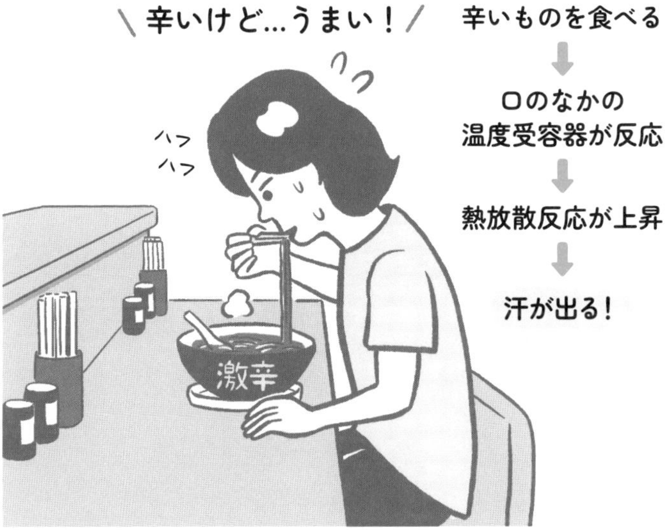
辛いけど…うまい！
ハフ
ハフ
激辛
辛いものを食べる
口のなかの温度受容器が反応
熱放散反応が上昇
汗が出る！

体温が高いほど辛いものへの反応が上がる!?

暑い日に辛いものを食べて、汗が噴き出た経験は多くの方にあると思います。これは口のなかにあるTRPV1（カプサイシン受容体）などの温度受容器が活性化することで起こる可能性がありますが、個人差も大きくメカニズムの詳細はわかっていません。夏場のように体温が高いときにより促進されるようです。

食生活の猛暑対策

38

暑いと食欲がなくなるのはなぜ？

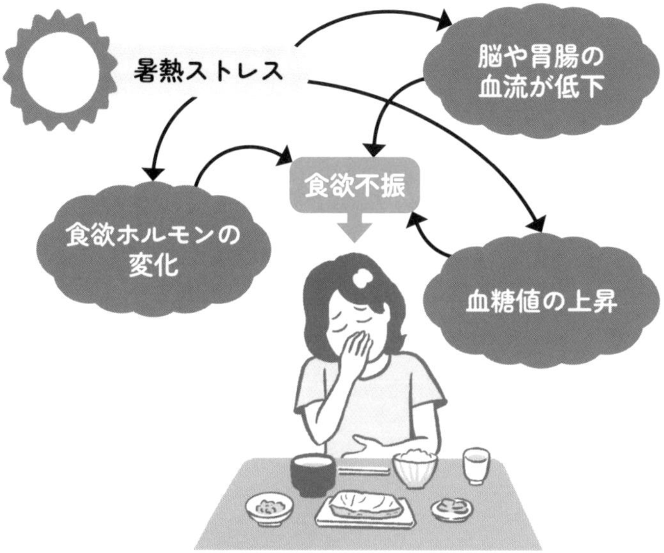

暑さは食欲を減退させるらしい？

暑さは食欲を減退させ、寒さは増進させるという報告もありますが、このメカニズムははっきりと解明されていません。暑さと食欲不振に関するメカニズムとしては、暑熱ストレスによる、食欲に関係するホルモンの変化や、脳や胃腸の血流低下、血糖値の上昇などが影響しているのではないかと推察されています。

食生活の猛暑対策

39

頻尿だと脱水しやすいの？

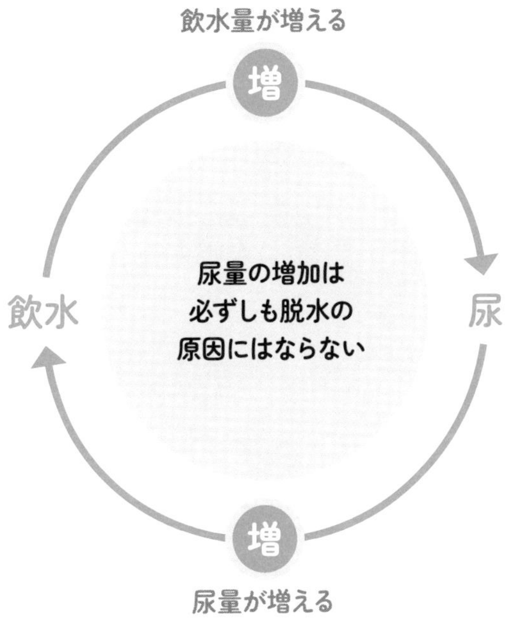
飲水量が増える
増
飲水
尿量の増加は
必ずしも脱水の
原因にはならない
尿
増
尿量が増える

尿量が脱水の原因になるとは限らない

尿として体外に水分を排出する機会が多いと、脱水になりやすいのではないかと思うかもしれません。しかし、尿量の増加イコール脱水とは必ずしもなりません。むしろ、飲水量が多すぎて体水分量が過剰となり、血液の浸透圧が低下したせいで尿量が増えていることもあります。

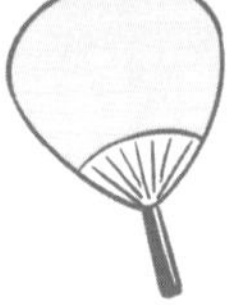

夏に飲食するとよいもの

体温の上昇を抑えたり、
保水効果を高めたりする、
夏におすすめの食品を紹介！

冷たいドリンク

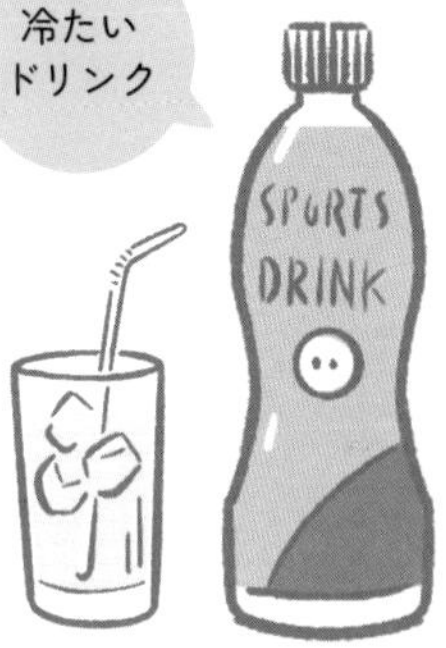

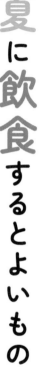

冷たいものを体内に入れることで体温を少し下げる効果があります。スポーツドリンクは糖分も含まれ、運動や肉体労働時の水分補給に適しているといえます。

かき氷

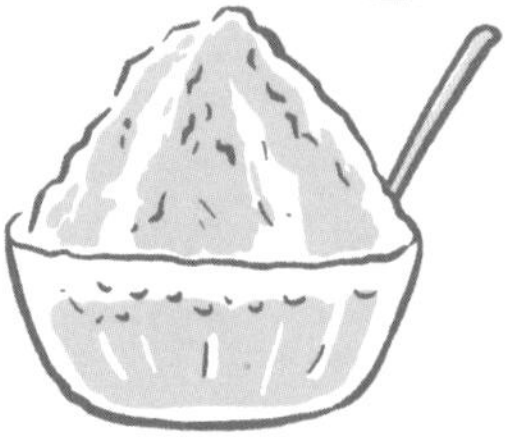

かき氷も少し体温を下げる効果があります。甘いシロップで運動前の糖分補給にも。ただし、食べすぎは胃腸機能の低下を招き、逆効果になることもあるので注意しましょう。

冷やし茶漬け

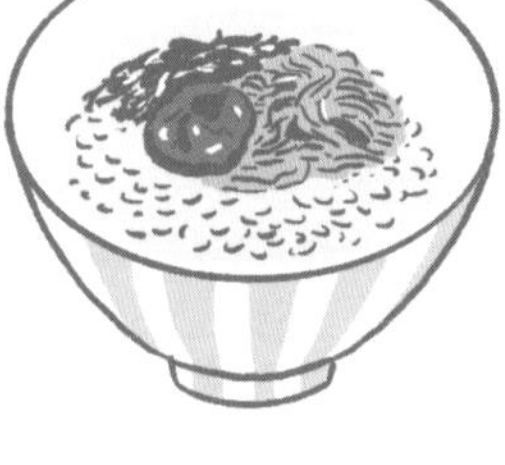

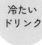

基本的にナトリウムが含まれているものを摂取することで、体水分の保水効果が高まります。労働や運動時には糖分も含まれるものが好ましいので、冷やし茶漬けを朝や昼に食べるのもおすすめです。

スイカやキュウリ

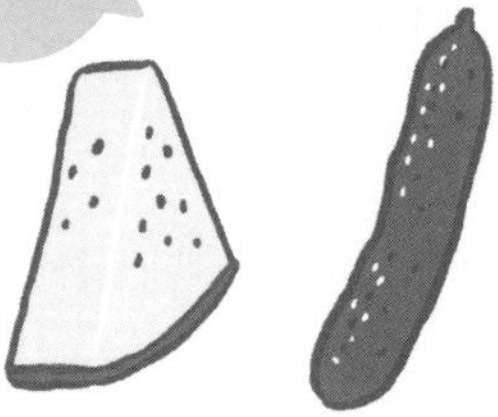

スイカやキュウリといった夏野菜は、大量に水分を含み、水分補給にもなります。塩を振りかけて食べたり、漬物として食べたりすると、保水効果が高まります。

炭酸水

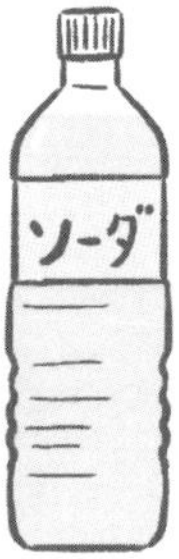

炭酸水を飲むと、爽快感が増したり、疲労感や眠気が軽減したりする効果があるといわれています。ちょっとリフレッシュしたいときに飲むとよいでしょう。

アイススラリー

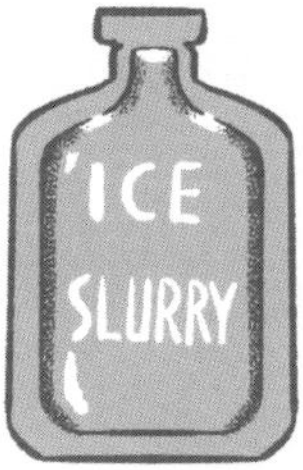

細かい氷の粒子が液体と混ざっているシャーベットのような飲料。冷水よりも冷却効果が高いといわれており、さらに水分補給にもなります。スポーツドリンクのアイススラリーなどもあります。

牛乳

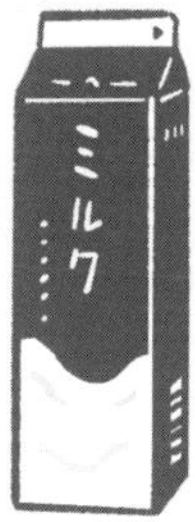

経口補水液と同じく保水効果の高いのが牛乳。タンパク質やナトリウムも豊富でゆっくり回復するとき飲むのに適しています。ただし、吸収が遅いので、急いで水分補給が必要なときはほかの飲料が好ましいといえます。

40

猛暑対策グッズやアイテムの利用は効果がある？

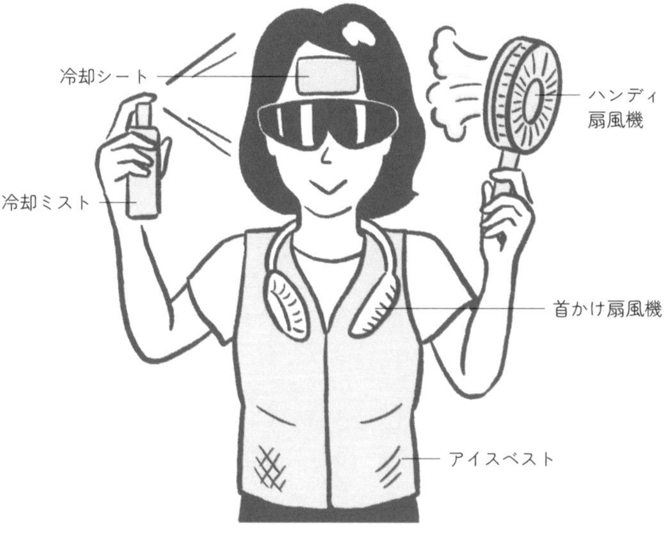

猛暑対策のグッズやアイテムを検証

猛暑日の連続が当たり前となった現在。世間ではさまざまな猛暑対策グッズやアイテムが売られています。これまでは女性専用のイメージのあった日傘ですが、今では猛暑対策として広く利用されるようになっていますし、ハンディ扇風機なども話題に。これらのアイテムは本当に効果があるのか、正直にレビューしていきます。

猛暑対策グッズ正直レビュー

アイスベスト

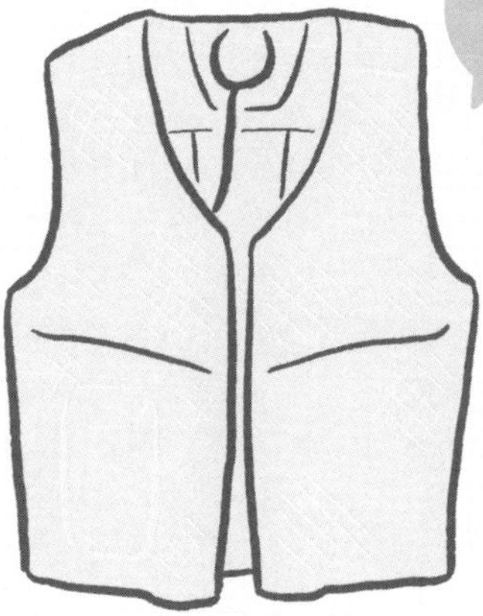

海外では、トップアスリートがアイスベストを着て暑熱対策を行ったという例がたくさんあります。効果の高いものは、それなりの価格になりますが、スポーツの現場や暑熱下での労働場面でうまく使うと、暑熱対策として効果を発揮すると思います。

ファン付き作業着

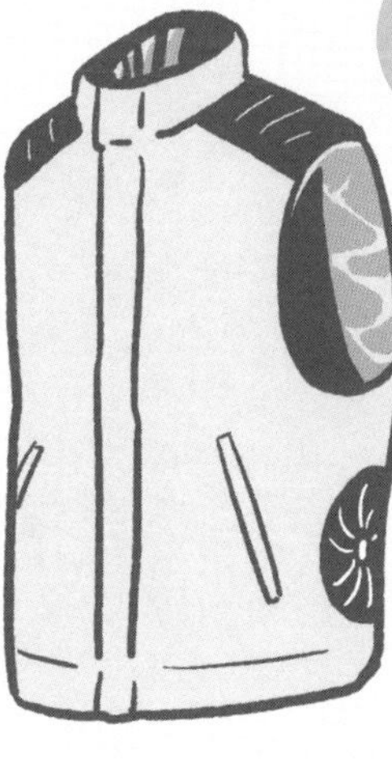

ファン付き作業着も、しばしば話題に。風を利用したもので、ものすごく強力な冷却作用は期待できないですが、汗をよくかいていて、風により汗の蒸発が促進される場合はよいかもしれません。ただし、気温が極めて高い場合には、熱い空気をカラダに送ってしまい、逆に体温上昇につながる可能性も。

猛暑対策グッズ正直レビュー

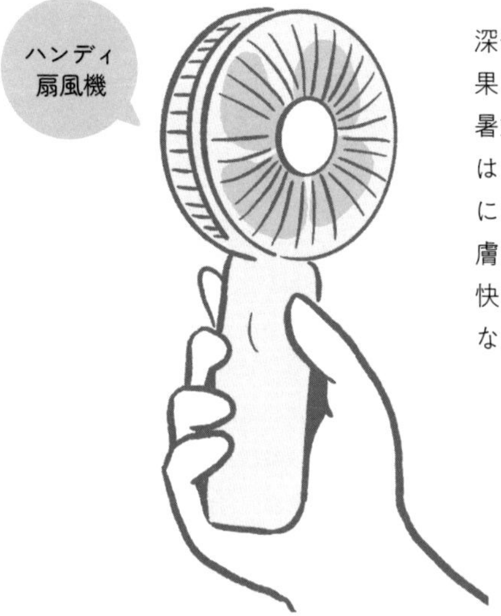

深部体温を下げるような効果は期待できないので、猛暑対策としてあまり有効ではありません。ただし、顔にかいた汗を蒸発させて皮膚温を低下させることで、快適感が増したりするような効果はあると思います。

ハンディ扇風機と同じように、これで深部体温が下がるとは思えないので、猛暑対策としては不十分ですが、汗の蒸発をうながして皮膚温が下がり、快適に感じることがあるかもしれません。

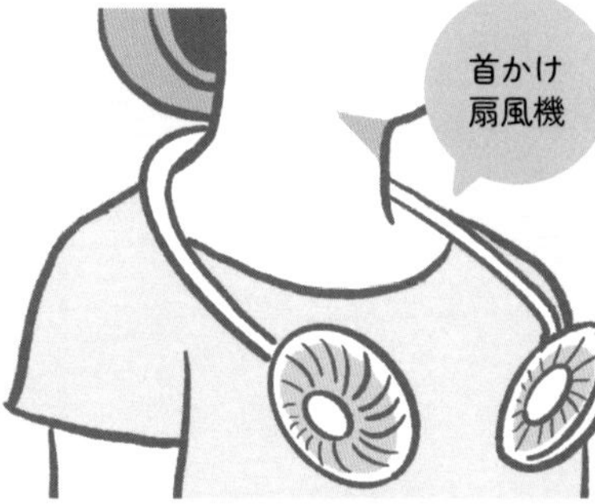

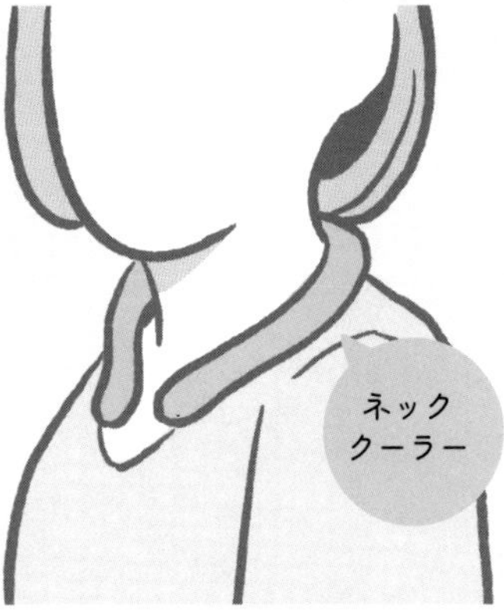

P55で説明したように、首だけ冷やしても脳温が大きく変わることはありません。深部体温もほとんど変わらないので、猛暑対策としては不十分。ただし、首を冷やすことで快適感が上がるという効果はあると思います。

深部体温を下げるという効果はありませんが、太陽からの輻射熱の影響を抑えられるので、少しだけ体温上昇をゆるやかにする効果はあるかもしれません。しかし、これだけでは暑熱対策としては不十分でしょう。

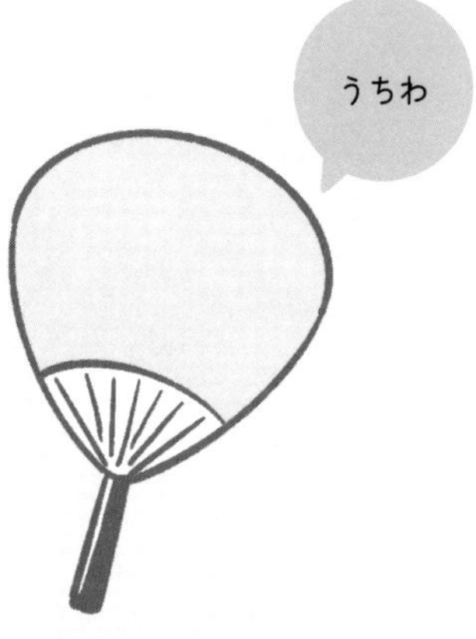

うちわも猛暑対策としては不十分。腕を使うことから、筋肉の活動にともなう産熱が発生することもマイナス要因です。快適感を上げるための気休め程度に使うとよいでしょう。

猛暑対策グッズ正直レビュー

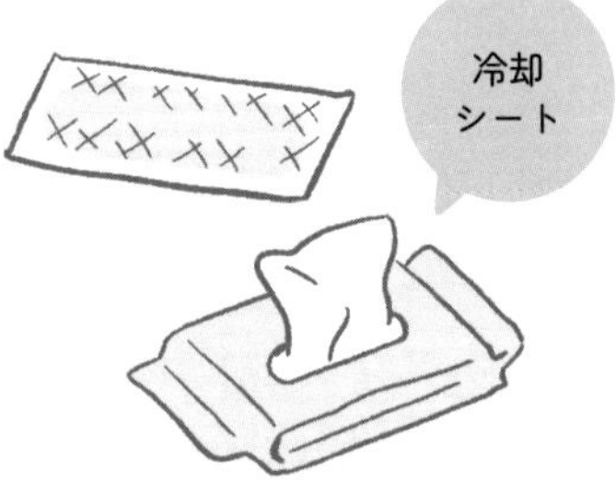
冷却
シート

これもメントールが配合されているものが多く、感覚の改善にはよいかもしれませんが、体温を下げる効果はまったくありません。

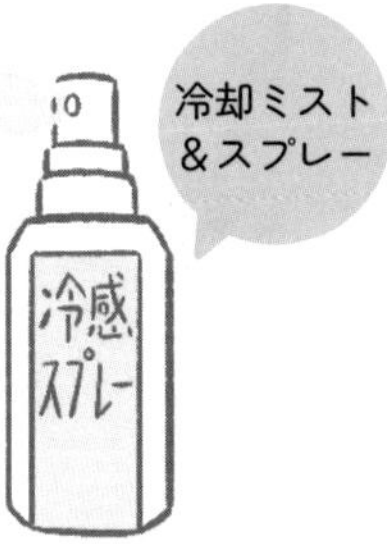
冷却ミスト
＆スプレー
冷感
スプレー

メントールは、感覚の改善にはよいのですが、たくさんかけすぎると、体温が下がったと脳が勘違いをして、深部体温の上昇が促進されることも。

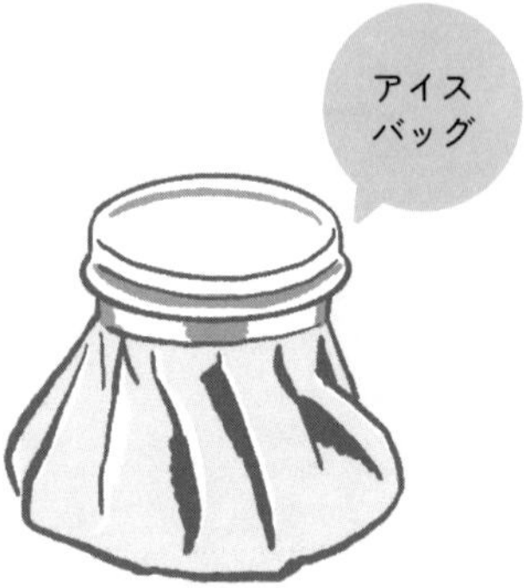
アイス
バッグ

P56で述べたように、部分的にカラダを冷やしても、深部体温が下がる効果はあまり見込めないので、これも気休め程度に。

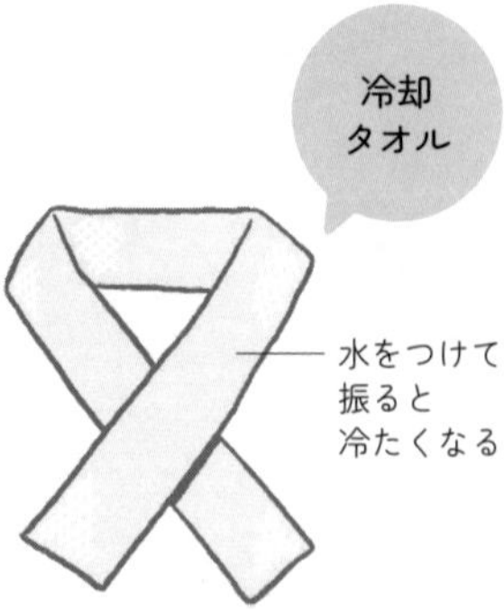
冷却
タオル
水をつけて
振ると
冷たくなる

冷たい水に浸し、それをカラダにつけると皮膚温が下がり快適になるかもしれませんが、これも深部体温を下げるとは思えません。

生活習慣の猛暑対策

41

衣服の素材は通気性がよく汗が乾きやすいものがベター！

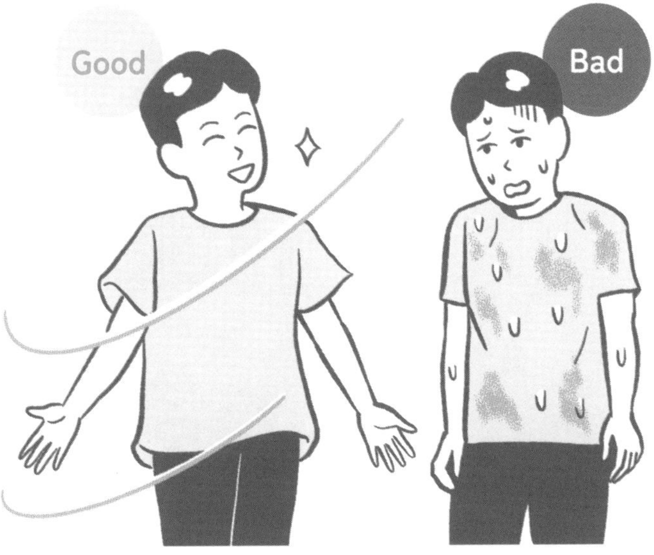

衣服内は新しい空気に入れ替わる状態に

冷感のあるクール素材の衣服などがたくさん発売されていますが、基本的には通気性のよいものが好ましいといえます。通気性が悪いものは熱が衣服内にこもり、汗をかいても蒸発せずに汗がムダになってしまいます。衣服内で常に新しい空気に入れ替わり、汗の気化熱が生まれやすい状態になることが理想といえます。

42

場所別で変わる？猛暑の影響と対策

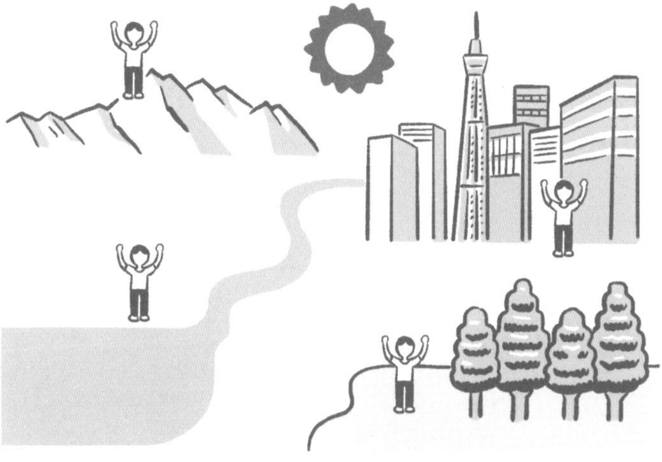

エリアの環境によって対策も変わる

生活するエリアの環境によって、猛暑対策も変わってきます。都会の場合は朝から晩まで高温多湿の状態が続くことが多いですし、逆に自然が多いエリアでは真昼と日没後の温度差が大きい場合もあります。また、高地や水辺など地形の特徴によって自然環境とそれに対するカラダの反応も変わるので、その対策をとる必要があります。

場所別 猛暑対策レビュー

木が多い公園では、木陰により日射を防ぐことができ、さらに地面の温度や気温も低く、ほかの場所より快適であることも多いでしょう。ジョギングなどの運動も、公園の木陰で行うことで、より熱中症のリスクを減らすことができます。

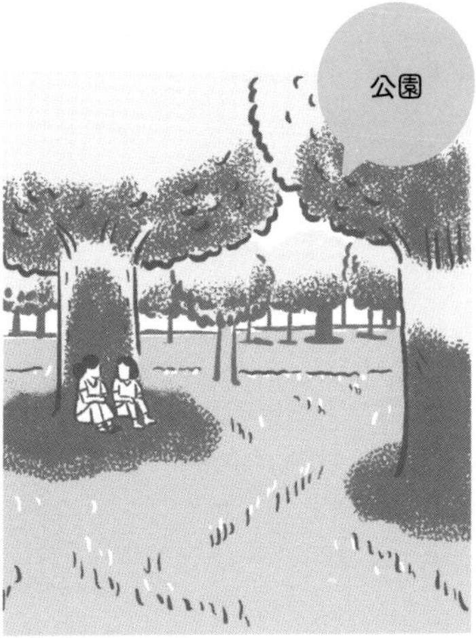

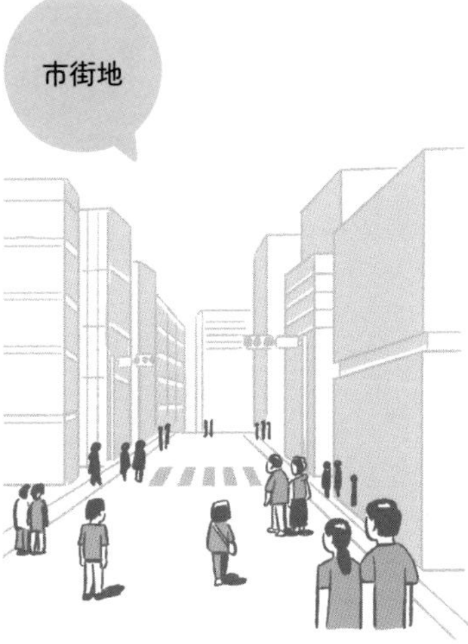

背の高い建物があれば、影ができて暑熱ストレスを軽減できる場所もあるかもしれません。しかし、アスファルトの地面や建物の温度は太陽の輻射熱で上昇し、都会にいる人は、あらゆるものから輻射熱を受ける可能性があります。さらに輻射熱に加えてエアコンからの排熱など、熱の発生源が多いことから気温が高くなることが多いでしょう。

場所別 猛暑対策レビュー

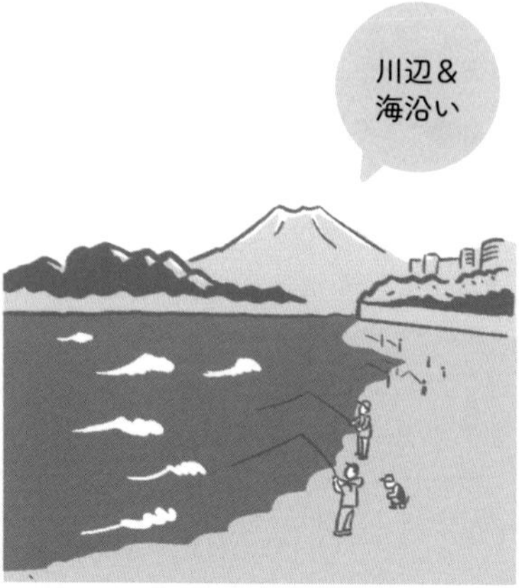

水の温度は気温より低いため、その分、近くの空気の温度は低くなることが多いようです。ただし、海沿いは日陰がなく、太陽の輻射熱をもろに受けてしまうことがあります。日傘を準備したり、こまめに室内で休憩をとったりするなど長時間にわたって陽に当たり続けることがないようにしましょう。

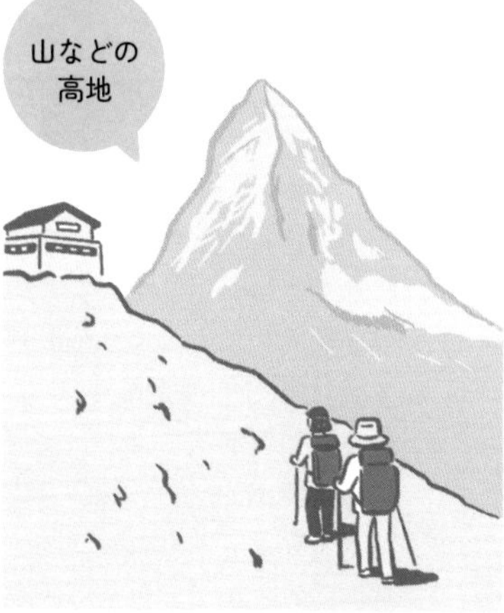

高いところへ行けば行くほど、気温は低くなります。また、水が蒸発しやすくなるので、汗や呼気からの蒸発がうながされ、体温を下げる効果が高まります。標高の高い山に登ったときには、薄着をしすぎると寒く感じる場合もあるので、寒さに対応する準備も大切です。

PART

4

愛するものを守るための猛暑対策

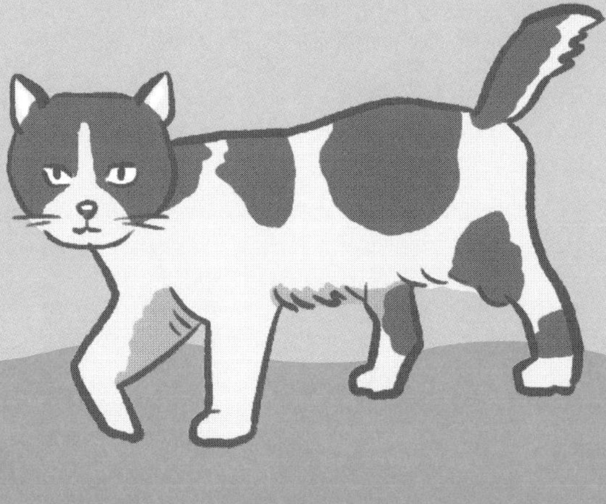

周囲を守る猛暑対策

高齢者や子ども、ペットなどの大切な存在！

自分のまわりの愛するものを守る猛暑対策

猛暑になると心配になってくるのが、**高齢者や子ども、ペット**といった**周囲にいる大切な存在の健康**です。特に高齢者は、体温を感知する機能が衰えてきたり、クーラーの使用を控えたりする場合も多く、熱中症で救急搬送される人も増えています。

また、自分で意思を伝えられない幼い子どもは、大人よりカラダの体積が小さいため、体温が変化しやすく、**気づかないうちに熱中症になってしまう**場合も少なくありません。カラダが小さいペットも同様に対策が必要といえます。

周囲を守る猛暑対策

43

年齢によって体温調節の機能に違いがある！

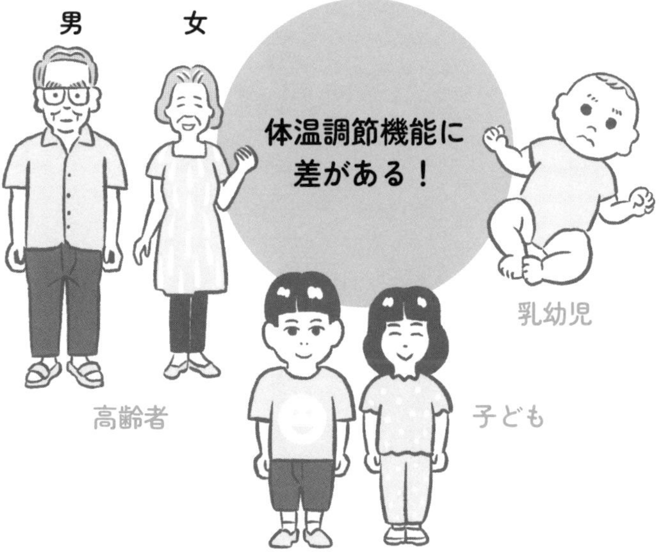

体温調節の機能はみんな同じではない！

人間の体温調節機能は年齢とともに変化し、男女差もあります。これらの特徴を踏まえて、暑熱対策を考える必要があります。年齢が異なれば、カラダの大きさや、汗の量、体温を感知する感覚といったものに差があるほか、自分の意思を伝えられなかったり、自分で水分補給できなかったり、周囲のサポートが必要な場合もあります。

高齢者の特徴

高齢者は体温調節がうまくいかず、体温が上がりやすいといわれています。また、年齢とともにのどの渇きや暑さを感じにくくなるともいわれ、いろいろな自覚症状が出ないことも。このような特徴を踏まえ、若者よりもより手厚いケアや、周囲のサポートが必要となります。

- 暑さを感じにくい
- 汗が出にくい
- のどが渇きにくい

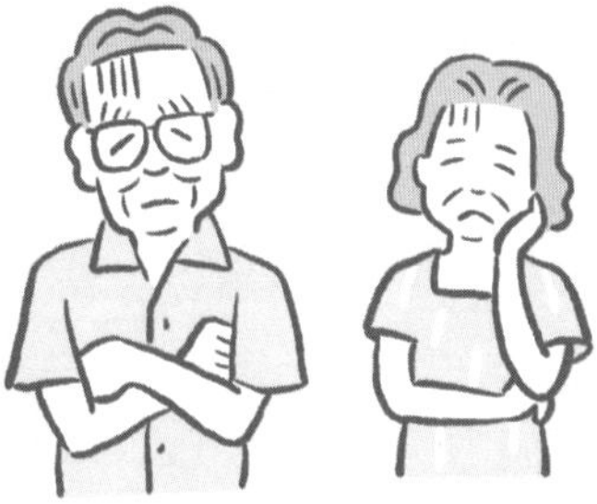

男女の違い

呼吸循環・体温調節機能に男女差がある可能性が指摘されています。女性の場合、暑熱順化を起こすのに、男性より少し日数がかかる可能性も。ただし、熱中症リスクに男女差はないという報告もあり、男だから、女だから、と明確に対策が変わるわけではないようです。

- 女性はカラダが小さい
- 女性は発汗量が少ない
- 女性ホルモンの影響

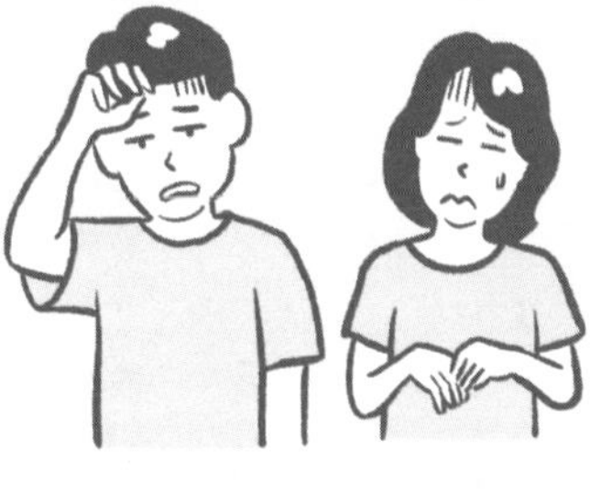

乳幼児の特徴

大人と比べて乳幼児は体表面積／質量比が大きく、代謝量が低いため、体温が下がりやすいといわれています。体表面積／質量比が大きいということは、暑熱環境では体温が上がりやすいことも意味します。自分で衣服の調整や水分補給ができないため、大人による注意深い観察が必要です。

- 熱しやすく冷めやすい
- 自分で水分補給できない
- 外気温の影響を受けやすい

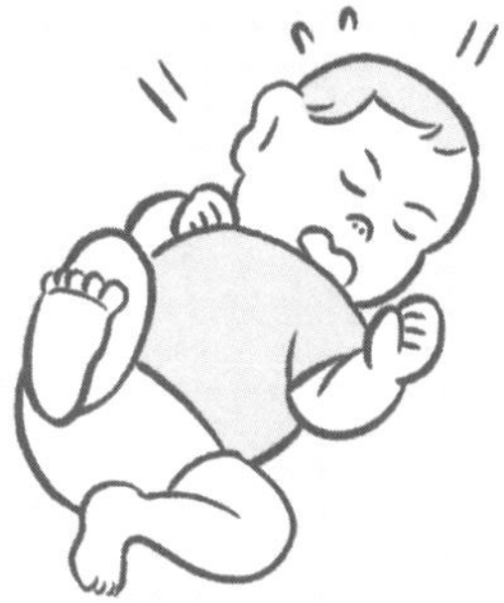

小児の特徴

小児(6～11歳のデータによると)は汗腺が未発達であり、汗による熱放散機能が未熟といわれています。その代わりに、皮膚血流量をより多く増やせるという特徴があります。さらに、通常は、運動トレーニングや暑熱順化で体温調節能が向上するのですが、小児では、これらの適応が起こりにくいといわれています。

- 発汗能力が低い
- 暑熱順化の効果が出にくい
- 熱しやすく冷めやすい

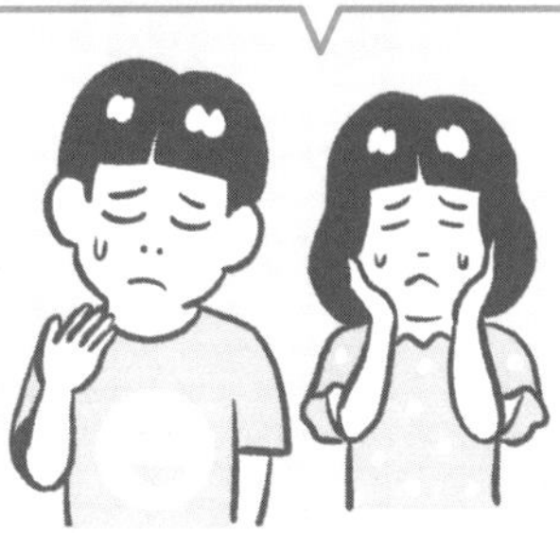

周囲を守る猛暑対策

44

体格の大きさによっても対策が変わる!?

＼体格が大きいほど
体温が上がりづらい？／

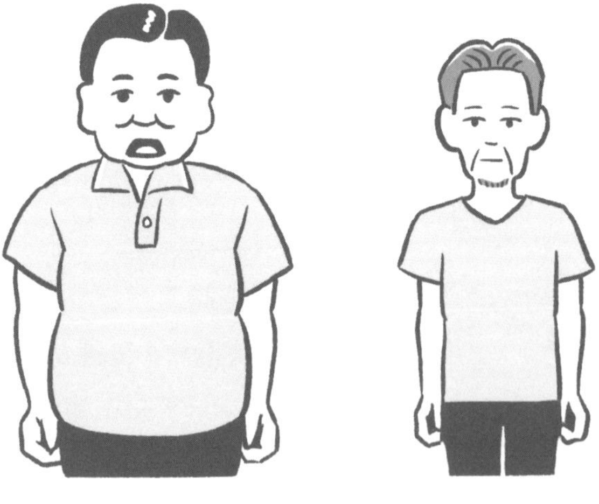

体格が大きいと熱しにくく、冷めにくい

体格が大きいということは、体温を１℃上げるために必要な熱量がより多く必要になるということなので、「熱しにくい」ということになります。ただし、逆に体温が上がってしまうと、冷めにくいともいえ、最近の研究では、太っている人のほうが熱中症のリスクが高いともいわれています。

周囲を守る猛暑対策

45

育った環境によっても対策が変わる？

暑いところに住んでいる人種と比べると……

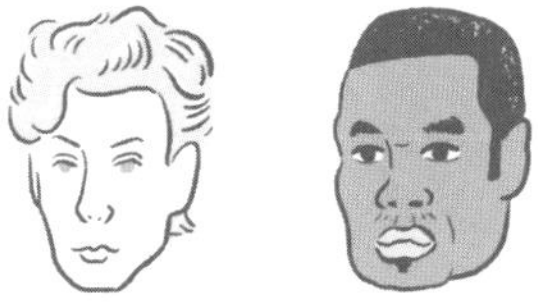

白人　黒人

暑いところに住んでいる黒人は白人より体温調節機能が高いと昔からいわれてきましたが、そうでもないという最近の研究結果も。

熱帯に住む人は、日本人より汗が少ないと報告されていますが、汗が少なくても蒸発効率を高めることで、少量で効率よく熱放散ができているという可能性もあります。

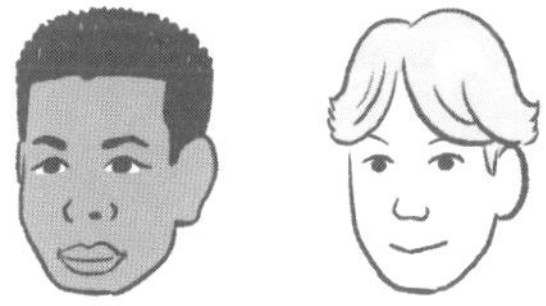

熱帯地住民（東南アジアなど）　日本人

人種か？　生まれ育った環境か？

人種などによって暑さに対する反応も変わってくるのでしょうか？実際、住んでいる環境によって、人間の体温調節の機能は大きく変わるようです。また、長年住んでいる環境に応じて、体格や熱放散機能が変化し、それらが暑熱耐性に影響することもあるようです。

周囲を守る猛暑対策

46

体調が悪いときほど熱中症のリスクが高くなる

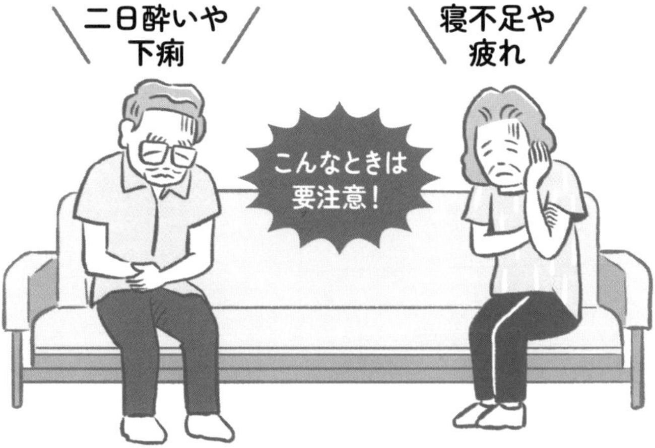
二日酔いや
下痢
寝不足や
疲れ
こんなときは
要注意！

無理をしないのが原則

寝不足や下痢、疲労感といった体調不良は、熱中症のリスクを高める可能性があります。また、体調不良で判断力が鈍り、カラダから出る危険のサインに気づかないことも考えられます。このように体調がよくないと感じる場合は、無理をせず、外出を控えるなどの対策が極めて重要になります。

周囲を守る猛暑対策

47

持病がある人は熱中症になりやすい

＼熱中症リスク増加！／

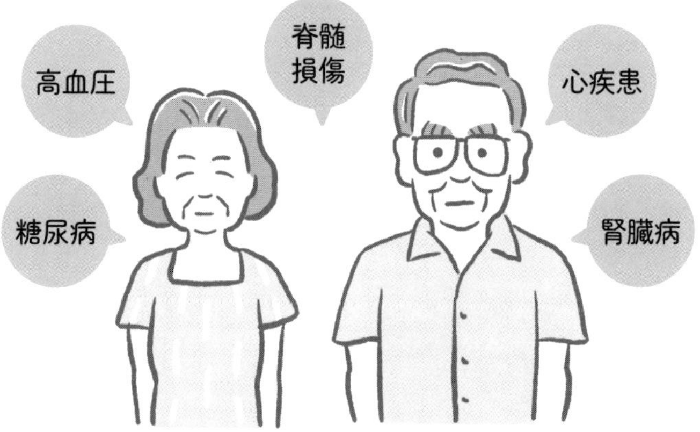

体温調節などカラダの機能が低下

カラダの機能が低下した分リスクが高まる

生活習慣病などの持病があったり、脊髄損傷などで麻痺があったりすると、カラダの機能が低下している分、熱中症のリスクが上がる可能性があります。また、処方薬によっては熱中症のリスクを上げるようなものもあります。このような方たちは、より熱中症を起こさないように注意したほうがよいでしょう。

周囲を守る猛暑対策

48

アスファルトの照り返しに注意

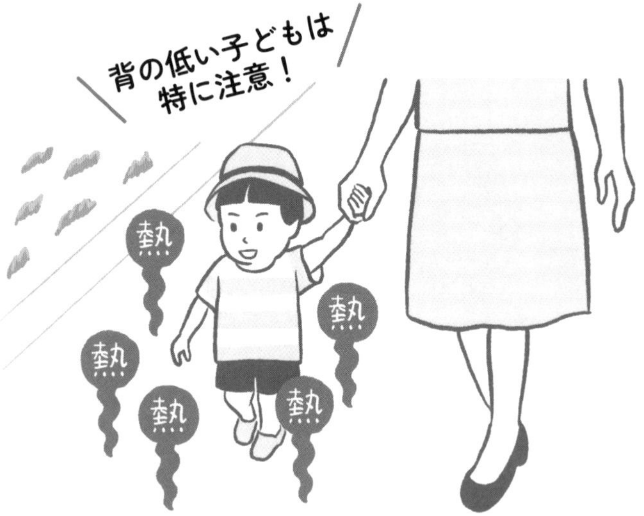

子どもは地面からの輻射熱の影響が大きい

子どもは背が低いので、地面からの輻射熱の影響を大人より受けやすいです。ベビーカーの赤ちゃんも、地面と近いほど同じような影響を受けやすくなります。大人の身長だと、地面付近の高温に気づかない場合があるため、このようなことを頭に入れておくことで、子どもの熱中症リスクを軽減することができます。

＼大切なペットの命を守る！／

愛するペットの猛暑対策

熱中症のリスクは人間だけではない！
汗をかけない動物たちの猛暑対策を解説！

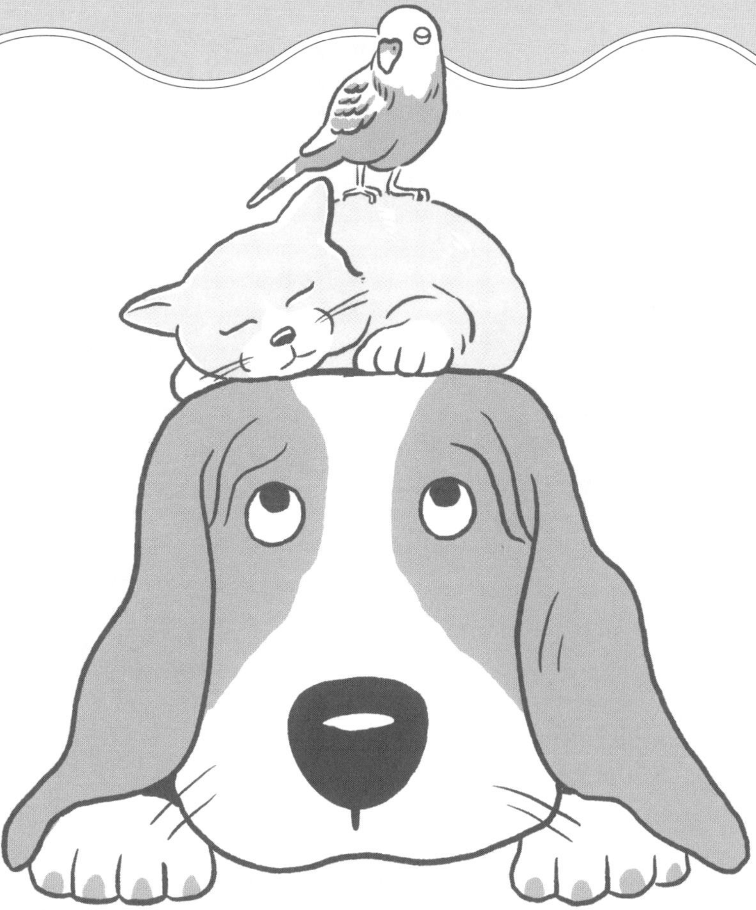

※熱中症が疑われる場合は、できるだけ早く動物病院を受診しましょう。

大型犬の対策

犬は、舌を出して激しく呼吸する「パンティング」で放熱しています。パンティングが続いている場合は、深部体温がかなり高い可能性があるので、涼しい場所へ移動させ、水浴びをさせるなどしましょう。運動能力が高い分、急激に深部体温が上昇するので、暑い日に駆けまわらせるのは避けましょう。

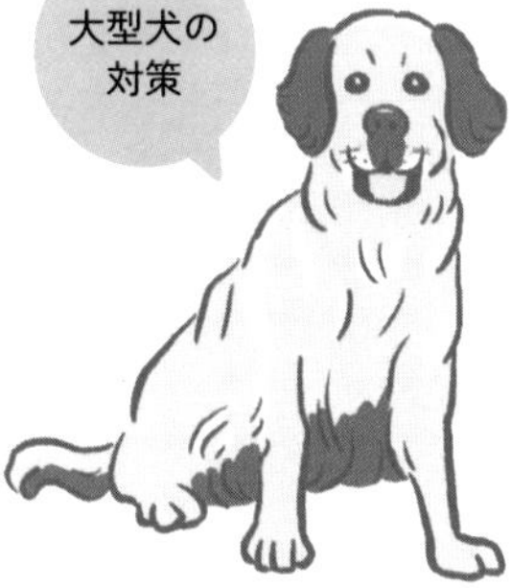

小型犬の対策

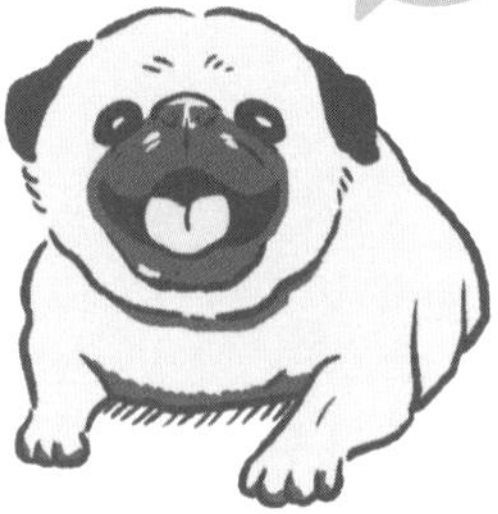

小型犬も基本的には大型犬と同じような対策をしてください。ただし、背が低いので、地面が熱いところを散歩させると、輻射熱の影響をより大きく受けてしまいます。また、カラダが小さい分、深部体温も上がりやすいので、暑い日には、あまり外に出さないほうがよいでしょう。

猫の対策

猫も、犬と同様に体温が上がるとパンティングをします。パンティングが続く場合には、部屋の温度を下げるなどの対応をしてあげてください。小型犬と同じく、カラダが小さい分、深部体温が上がりやすいため、室温の管理（特に外出の際など）には十分に注意しましょう。

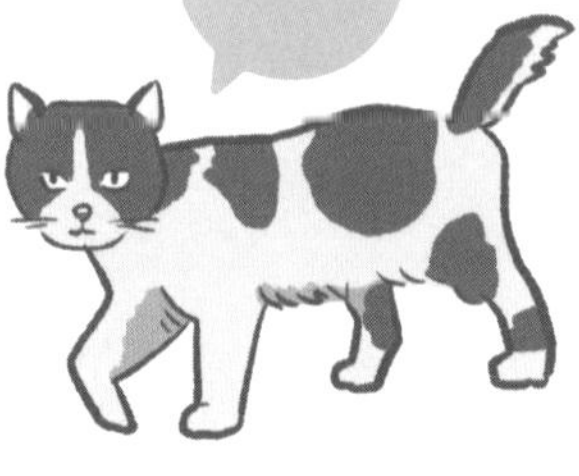

猛暑対策 COLUMN

家畜は暑いと小さくなる!?

猛暑の影響は、畜産業などにも及んでいます。暑熱ストレスによって、家畜の食事量が落ち、その分家畜が小さく育ってしまうという報告があります。せっかく育てた家畜が痩せてしまうと、出荷されるお肉の量も減るため、私たちの生活にとっても深刻な問題になります。このように暑熱対策は、畜産業にも大変重要なものとなり、家畜たちの体調管理や、飼育舎の室温管理など、これまで以上に配慮する必要が出てきています。

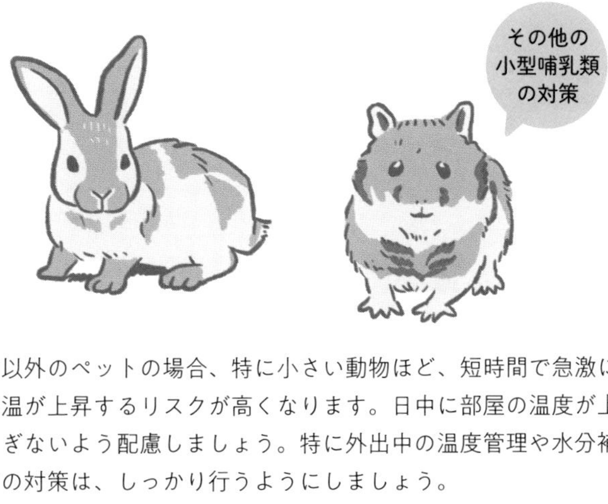

犬や猫以外のペットの場合、特に小さい動物ほど、短時間で急激に深部体温が上昇するリスクが高くなります。日中に部屋の温度が上がりすぎないよう配慮しましょう。特に外出中の温度管理や水分補給などの対策は、しっかり行うようにしましょう。

周囲を守る猛暑対策

49

重度の熱中症（熱射病）が疑われる場合は？

＼直腸温を測る／

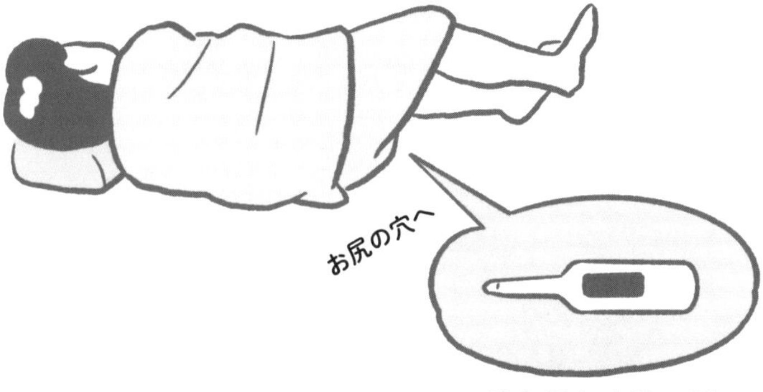

可能な限り直腸で測る

直腸温40℃以上で熱射病

熱中症が疑われる場合には、直腸温（肛門に体温計を入れて計測）で深部体温を測るのが世界標準となります。40℃を超えていれば、大至急冷却を実施します。日本では、直腸温度測定は難しいイメージですが、熱中症の疑いがあり、直腸に挿入可能な体温計があればお尻の穴に体温計を挿入し、直腸温を測りましょう。

周囲を守る猛暑対策

50

もし、熱中症になったら……応急処置の正解

**重度の熱中症の場合、
広範囲の冷却が最優先！
そして救急車の要請を**

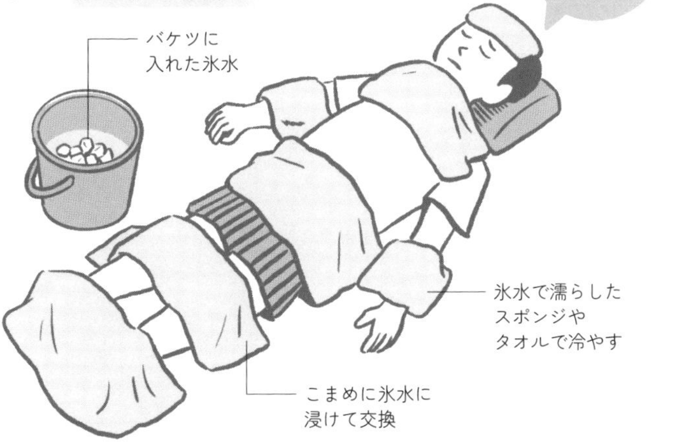
5〜15℃の
アイスバスが
ない場合
入れた氷水
氷水で濡らした
スポンジや
タオルで冷やす
こまめに氷水に

できるだけ体表の広い範囲を冷やす

水の高い熱伝導率を生かし、アイスバスなどでカラダの大部分を冷水や氷水に浸けましょう。準備できない場合は、たくさんのタオルを冷水に浸し、それらをカラダに張りつけます。タオルの温度が上がると冷却効果が小さくなるので、こまめに冷水に浸けて交換することが重要。直腸温を測定し、冷やしすぎを防ぐことも大事です。

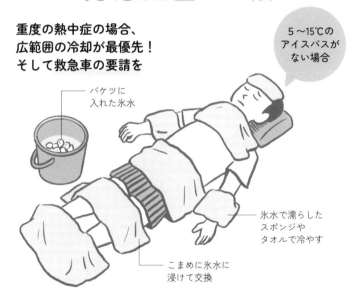

真夏の車内が子どもにとって危険なのはなぜ？

夏になると、毎年のように車内に子どもが置き去りにされて亡くなってしまうという痛ましいニュースが報道されます。

子どもは、カラダが小さいので、「熱しやすく、冷めやすい」という特徴を持っています。

太陽光によって熱せられ、外部から閉鎖された空間に熱がこもった真夏の車の内部は、かなりの高温になっています。そして、外気温が高ければ、熱は外気より温度の低い体内に流入することになります。このような状況の場合、大人よりも体積の小さい子どものほうが、早く全身の温度が上がってしまいます。

また、前述したように（P95）、子どもは汗腺が未発達のため、高温になっても、大人のように大量の汗をかくことができず、汗による熱放散があまり促進されません。

このように、子どもは「熱ストレスに弱い」ということを肝に銘じて、同じような悲劇が繰り返されないように、細心の注意を怠らないようにしましょう。

PART

5

暑くてもカラダを動かしたい！運動時の猛暑対策

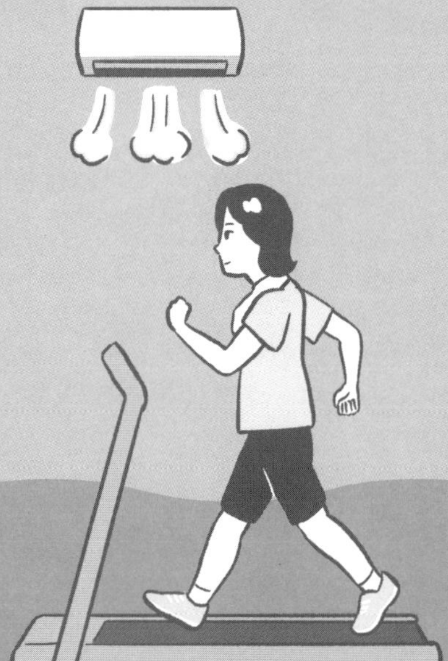

運動時の猛暑対策

パフォーマンスを落とさず安全に！

猛暑対策をすれば、真夏でも快適に運動を楽しめる！

最近の夏は、**気温が高すぎて思うようにスポーツを楽しめない**という悩みを抱えている人も多いのではないでしょうか？

暑さのせいでパフォーマンスが落ちてしまう、長時間の運動が続けられないなど、暑熱下での運動への影響はたしかにあります。

しかし、**暑熱順化のトレーニングや、クーリングの対策を適切に行うことで、暑熱による運動パフォーマンスの低下をできるだけ抑える**ことはできます。暑い夏でも運動は楽しめるのです。

状況に応じてできることをやる！

運動するときの暑熱対策の基本は、過剰な深部体温の上昇を防ぐこと。そのためのさまざまな選択肢がありますので、状況に応じて実践する方法を選んでいく必要があります。なかには深部体温を下げにくいものもあるので、それぞれの特性を知っておくことが重要であるといえます。

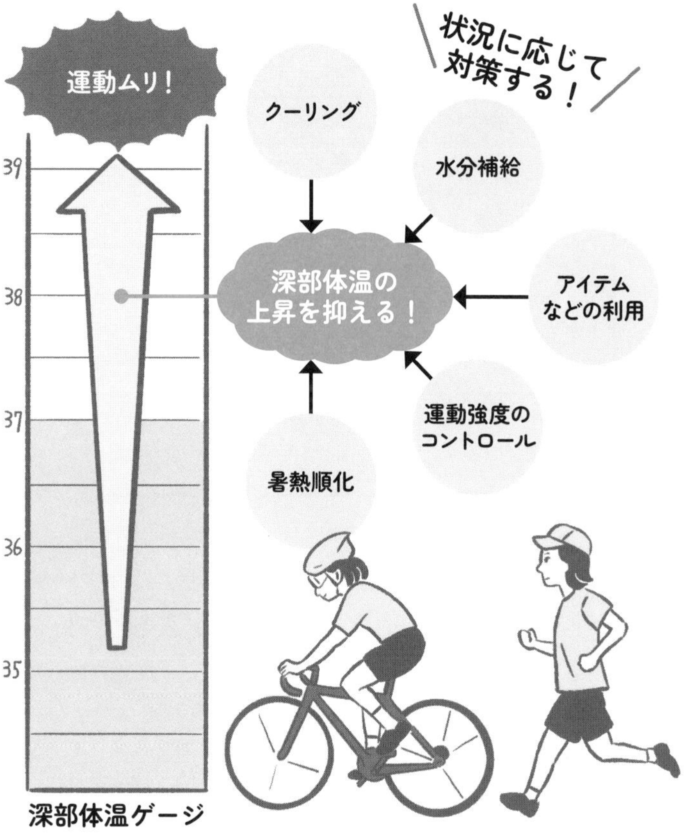

51

運動前後にやっておきたい クーリング対策

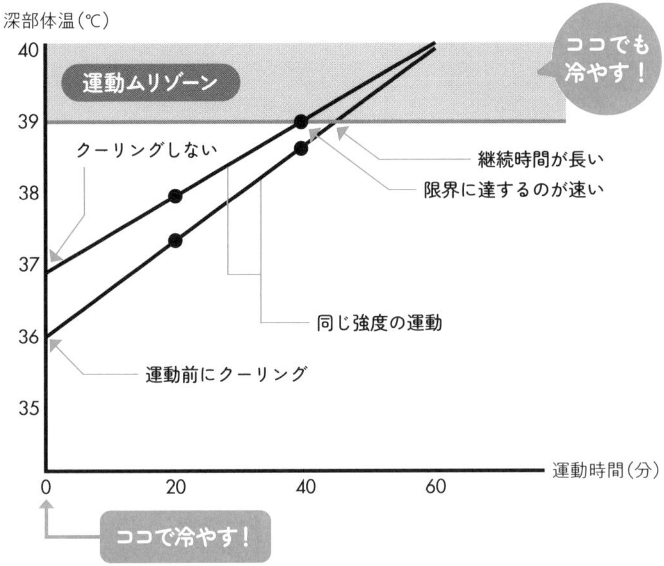

運動前のクーリングで運動が長続き！

暑熱下で運動する場合、深部体温が39℃くらいに達すると、運動の継続が難しくなってきます（訓練しているアスリートなどは40℃以上でも継続できる場合も）。運動前のクーリングによって深部体温を下げておくと、限界に達するまでの時間が遅くなり、運動を長く継続することができます。

運動前後のクーリング対策

運動前後の素早い冷却にはアイスバスが有効！

運動前後のクーリングにはアイスバスが有効です。水温10～25℃の水に10～30分浸かるとよいでしょう。水温が冷たいほど、より短い時間で深部体温が下がります。ただし、筋肉の温度が低下することによって高強度の運動パフォーマンスが落ちる可能性があるので、スタートからダッシュするような運動の場合は要注意。

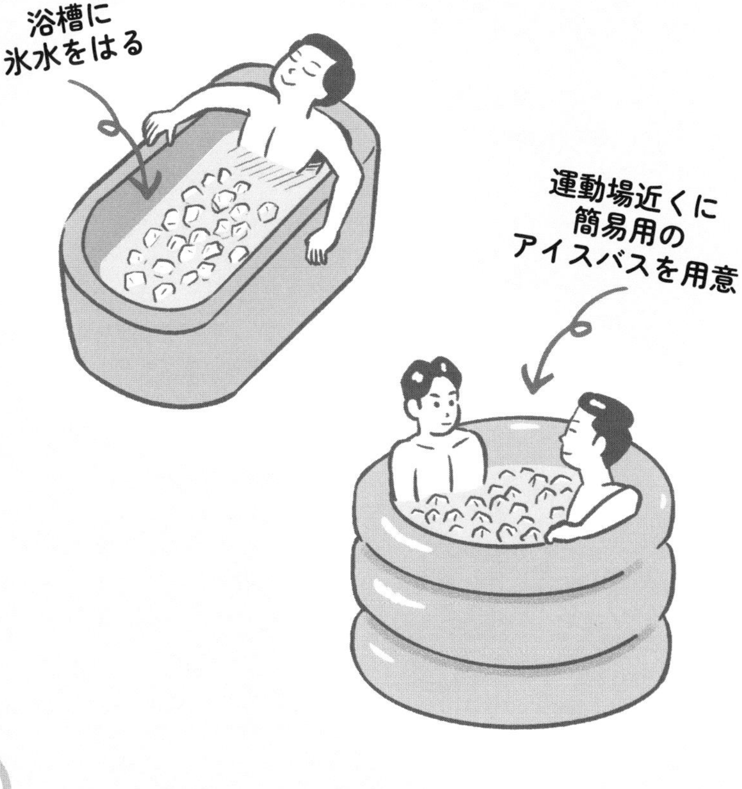
浴槽に
氷水をはる
運動場近くに
簡易用の
アイスバスを用意

運動前後のクーリング対策

海外ではアイスベストの使用もポピュラー

上半身を冷やすことで深部体温を下げるアイテムである「アイスベスト」もクーリング法として有効であるとされています。脚を使う競技で、脚（活動する筋肉）を冷やしたくないという場合にも有効です。ただし、結構重いのと、低価格のものは冷却効果が低いので、使用する際には注意が必要です。

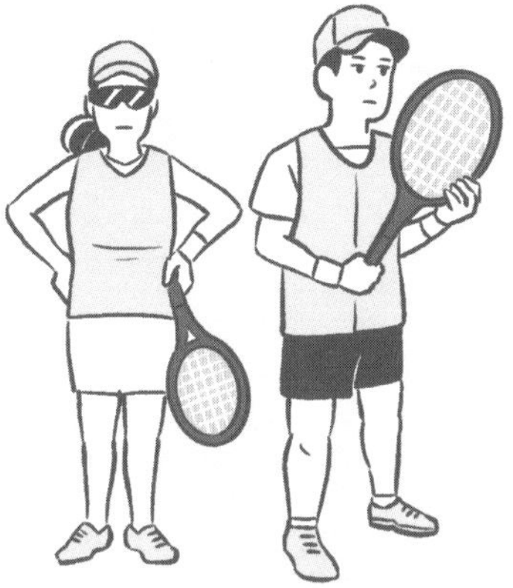

アイススラリーなどでカラダのなかから冷やす

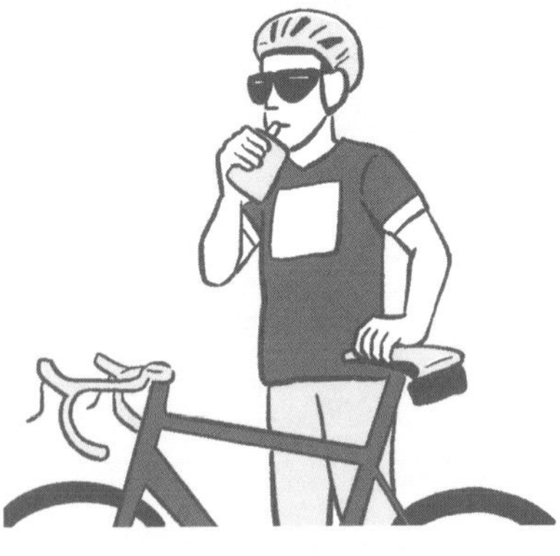

冷たいものを大量に摂取することでもクーリング効果はあります。ただし、推奨されている摂取量は体重1kg当たり7.5g（体重60kgの場合450g）と、なかなかの量です。場合によっては胃腸障害などを起こすこともあります。摂取量を少し抑えたり、別のクーリング対策を実施したりするほうがよい場合もあるでしょう。

猛暑対策 COLUMN

運動後のクーリングで注意しておくべきこと！

運動後にクーリングを行うことによって、筋肉痛や炎症反応が抑えられ、リカバリーに有効であるといった報告があります。持久的な（運動を長く続ける）トレーニング効果については、少なくとも阻害することはないとされており、リカバリー法として推奨されていたりもします。

ランニングやジョギング、ロードバイクなど、持久系の運動をメインに行っている人などには、運動後のクーリングはリカバリーの促進によいかもしれません。

また、トレーニング後に素早く深部体温を下げることで、発汗を速やかに抑えて体水分が失われるのを防いだり、食欲を増進したりする効果もあると考えられています。

ただし、運動後にクーリングを行うことによって、筋トレの効果が妨げられるともいわれており、筋トレを頻繁に行っている人は要注意です。メリットやデメリットを考慮して、実施すべきかどうかの判断をするようにしましょう。

運動時の猛暑対策

52

運動中はネッククーラーなどできる方法で冷やす

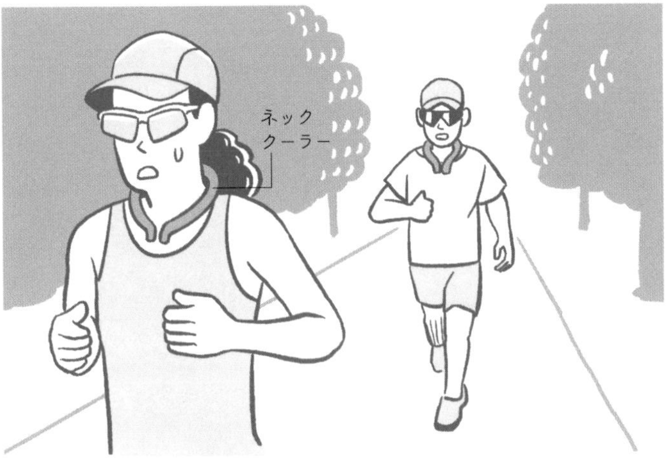

冷感による効果はある

気休め程度だが、冷感効果はある！

暑熱下でも最大限のパフォーマンスを発揮したい場合には、ネッククーラーやカラダに水をかけたりして、一時的な「冷感」を与えることで、温熱感覚を改善するのもよいかもしれません。ただし、これらの方法で運動時の深部体温はほとんど変わらないので、気休め程度ではあります。

運動時の猛暑対策

53

運動中はアイススラリーや冷水の摂取も効果がある

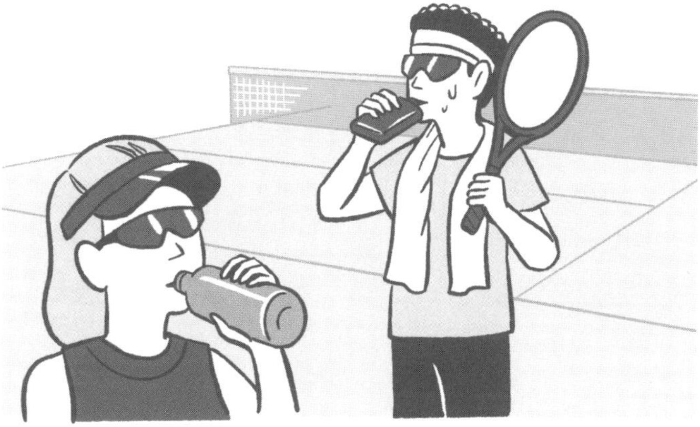

∶∶ 水分補給の効果と合わせて一石二鳥 ∶∶

運動中やセット間の休憩中などのクーリング対策としては、アイススラリーや冷たいドリンクを摂取し、カラダのなかから冷やす方法も効果があるとされています。水分補給を兼ねたクーリング対策として一石二鳥です。ただし、前述したように（P112）、推奨される摂取量が多いため、ほかの対策と併用したほうがよい場合も。

54

猛暑にカラダを適応させる「暑熱順化」

暑熱順化によるカラダの適応

長時間運動のパフォーマンスが向上	運動効率が向上
心拍数や深部体温が低下	汗によるナトリウム損失量が減少
熱放散の機能が向上	脳血流量の低下を緩和
血液量が増える	過剰に暑さを感じにくくなる

短期間でカラダは暑さに慣れる

１週間程度の暑熱トレーニングで、カラダは劇的に適応し、暑熱耐性が上がります。一度順化すると、その効果はしばらく維持され、さらに定期的に暑熱トレーニングをすることで維持したり、より適応を促進できたりします。トレーニングは毎日行わなくてもよく、１～２日おきでも適応を起こします。

運動による暑熱順化の方法

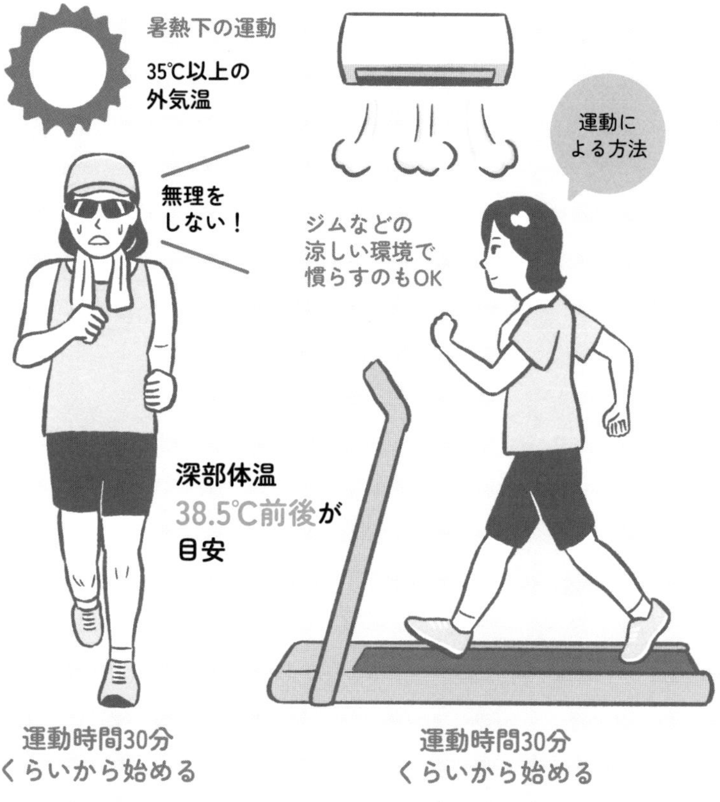
暑熱下の運動
35℃以上の外気温
無理をしない！
深部体温38.5℃前後が目安
運動時間30分くらいから始める
運動による方法
ジムなどの涼しい環境で慣らすのもOK
運動時間30分くらいから始める

普段運動していない人は、涼しい環境で長時間運動することから始めても OK。これだけでも暑熱耐性が少し上がります。慣れてきたら、暑熱下で汗をかく運動を実施してください。ただし、無理をする必要はなく、最初は30分くらいから始め、慣れてきたら徐々に時間を延ばしたり、強度を調節したりするとよいでしょう。

温浴などによる暑熱順化の方法

温浴による方法

最初の25〜30分は肩まで浸かる

その後の30〜90分は半身浴

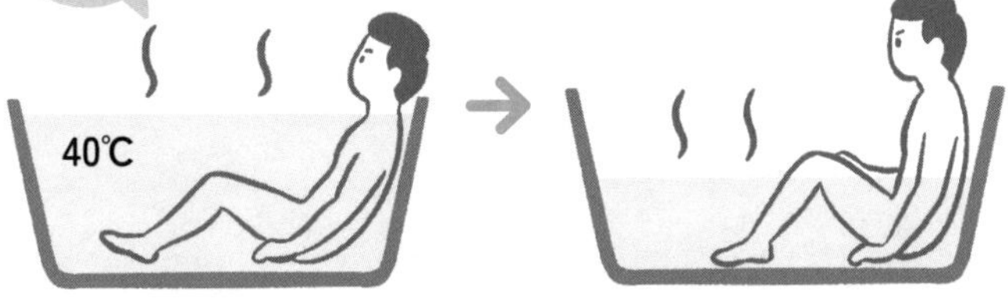

深部体温は38.5℃前後が目安

40℃くらいのお湯に、最初は肩まで浸かって深部体温を急激に上昇させ、汗をたっぷりかくようにしましょう。その後は、汗をかいた状態をキープするように半身浴や下腿浴に切り替えて継続します。汗がひいてきたら、再び肩まで浸かってください。入浴時の深部体温は上がりやすいので、決して無理をしないようにしましょう。

サウナによる方法

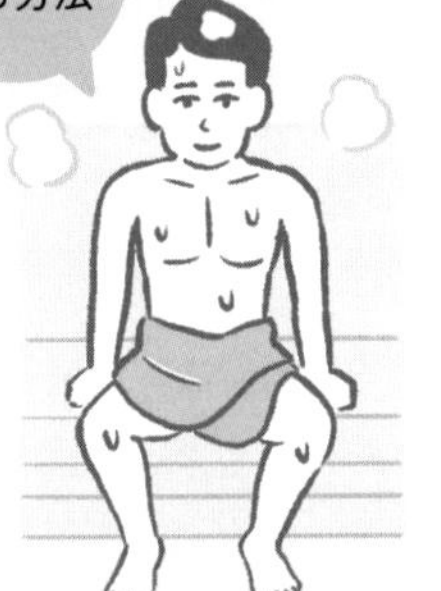

休憩をはさみ30〜120分

サウナを利用する方法でも暑熱順化は起こります。温浴と同じようなやり方で、最初は汗がたくさん出るまで長めにサウナに入ります。その後は、適宜休憩を入れながら、汗をかいた状態を長く持続させるようにしましょう。目安は30〜120分くらいですが、やはり決して無理をしないように実施してください。

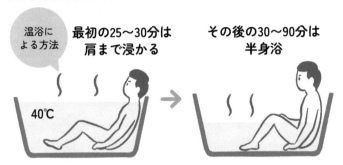

暑さに弱い人は無理しない！

暑さにカラダを慣らすため、猛烈な暑さのなかでつらいのをガマンして無理に運動するのはよくありません。暑い日に無理をするとカラダにダメージが残り、熱中症のリスクも高まります。暑熱順化のトレーニングは、体温が上がってほどよく汗をかく状態が長くキープできればOK。それを繰り返すことで暑さへの耐性が上がっていきます。無理をすると、むしろ順化の効果がなくなってしまうという報告もあります。

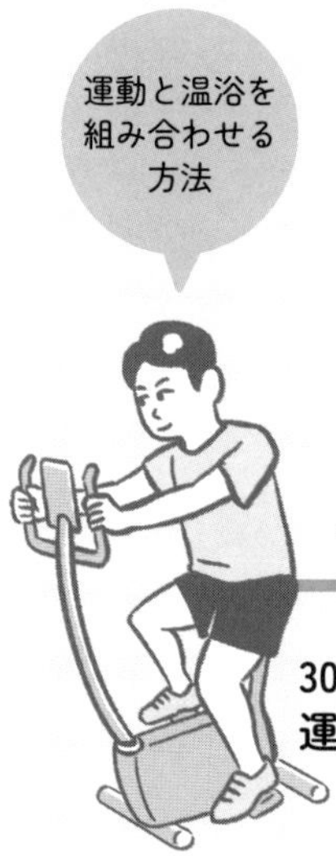

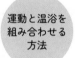

普段のトレーニングスタイルを崩さずに暑熱順化したい人は、普段のトレーニング後にすぐに入浴する方法もよいと思います。涼しいところで運動しても深部体温は上がりますが、その高い深部体温を運動直後の温浴で維持して、順化をうながそうというものです。

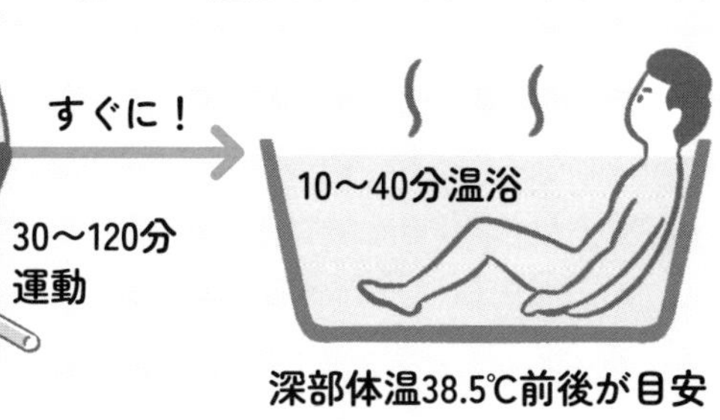

運動時の猛暑対策

55

運動前のカフェイン摂取は控えたほうがよい？

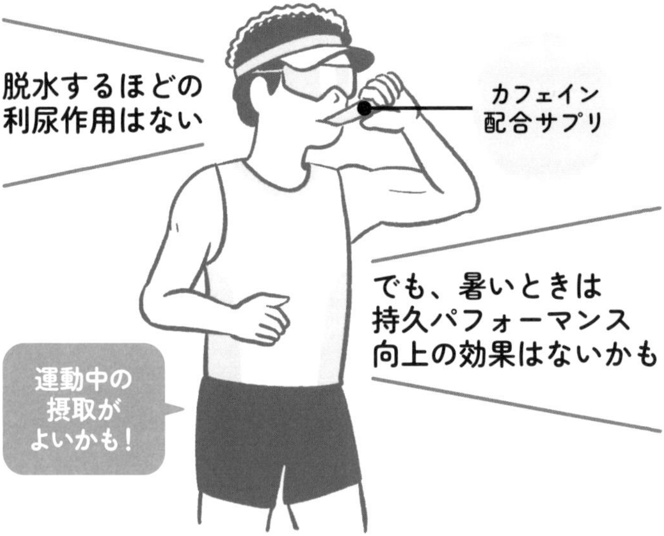
脱水するほどの利尿作用はない
カフェイン配合サプリ
でも、暑いときは持久パフォーマンス向上の効果はないかも
運動中の摂取がよいかも！

暑熱下でのカフェイン摂取はカラダの負担に？

運動パフォーマンスの向上に有効だとされるカフェインですが、暑熱下での長時間運動の場合は効果がないという報告も。その理由としては、カフェイン摂取で深部体温が上がりやすくなることや、呼吸がきつくなること、脳血流量が低下することなどが考えられます。一方、運動前でなく運動中に摂取すれば効果があるという報告も。

運動時の猛暑対策

56

ランニングよりロードバイクのほうが体温は上がりにくい？

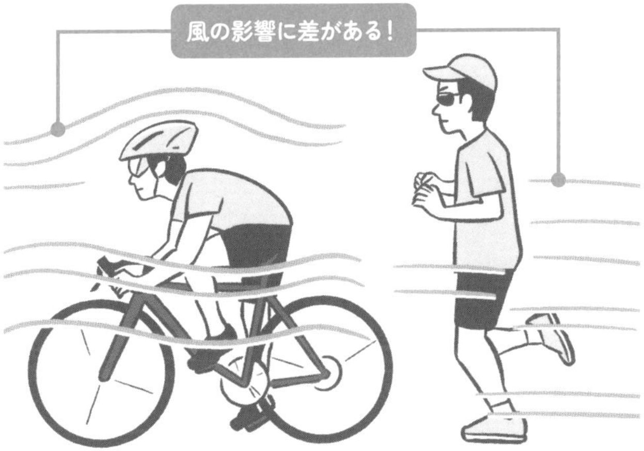

外気温が高すぎなければ
ロードバイクのほうが体温は下がる

風も熱の移動に影響する！

外気温が皮膚温より高くなる場合は（だいたい35℃以上）、熱がカラダへ流入し、風により、むしろ体温が上昇することもありますが、気温が皮膚温より低く湿度が高い場合、風で熱放散がうながされ、より深部体温を下げる効果が高まります。ロードバイクではスピードが速い分、これらの風による熱移動の効果が増加します。

運動時の猛暑対策

57

水泳は水温次第で体温が大きく変わる！

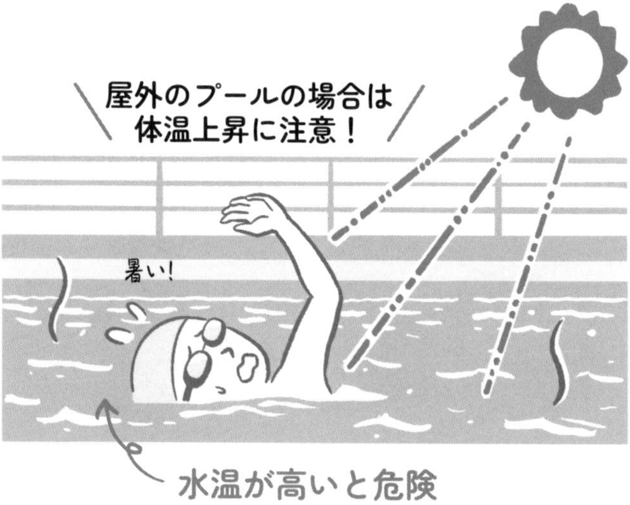
屋外のプールの場合は
体温上昇に注意！
暑い！
水温が高いと危険

水は熱を伝えやすい！

前述したように（P13）、水の熱伝導率は空気よりはるかに高い（約20倍）ので、水泳時の体温は水温の影響を大きく受けます。水が冷たいと低体温症のリスクが高まり、水温が高いと容易に深部体温が上昇してしまいます。例えば、炎天下の屋外のプールで水泳などをしていると、熱中症になってしまう可能性があります。

運動時の猛暑対策

58

早朝と夜、どっちが運動しやすい？

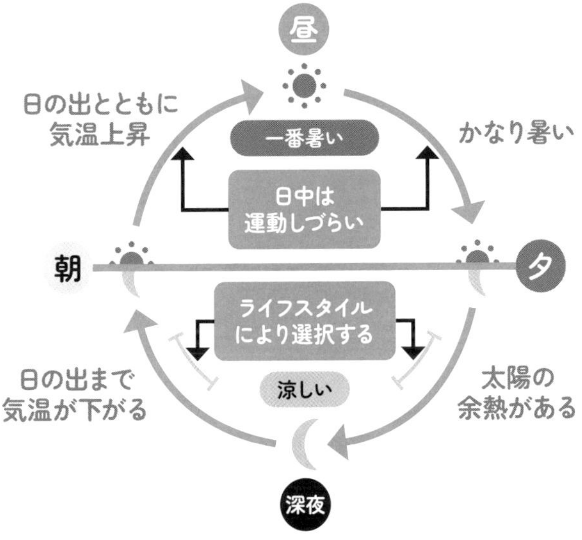

体温の日内変動も重要

外気温が低いのは、上の図のように日没から時間が経過した真夜中や、日の出前の朝方です。涼しいほど運動しやすくなるという意味では、この時間帯が最適といえますが、早朝か夜かは生活スタイルに合わせて選択すればよいでしょう。また、この時間帯は深部体温が下がる時間帯でもあり、長時間運動に有利に働くかもしれません。

59

ジョギングやウォーキングのペースは遅くなる！

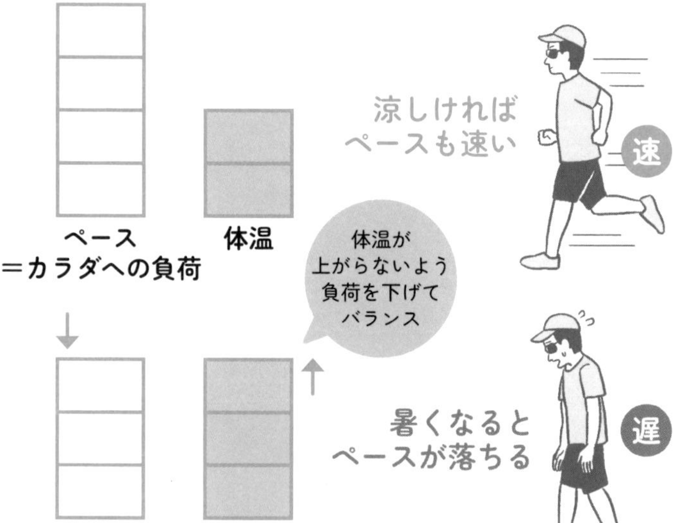
ペース
＝カラダへの負荷
体温
涼しければ
ペースも速い
速
体温が
上がらないよう
負荷を下げて
バランス
ペース
体温
暑くなると
ペースが落ちる
遅

暑熱下では「行動性体温調節」が働く

人間は発汗などの熱放散機能だけでなく、行動によっても深部体温を調節します。これを「行動性体温調節」といいます。暑熱下では、暑さを不快に感じることで、運動を中断したり、強度を落としたりといった行動が生まれます。こうすることで、運動にともなう産熱量を減らし、オーバーヒートを防いでいるのです。

運動時の猛暑対策

60

肌の露出が少ない競技は こまめな休憩とクーリングをする！

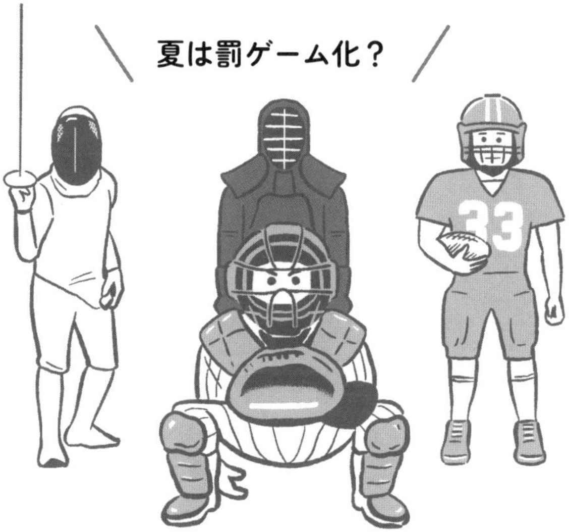

着ているほど熱中症のリスクが高い

競技の規定によって厚い衣類や防護服を身に着けていると、衣服内の温度や湿度が上がって熱放散が妨げられます。このような場合、たくさん汗をかいてもほとんど体温を下げる効果が働かず、深部体温が上がってしまいます。こういう場合は、休憩をとって筋肉での産熱を抑えたり、積極的にクーリングしたりするのが効果的です。

運動時の猛暑対策

61

運動中は胃腸の機能が低下することもあるので要注意！

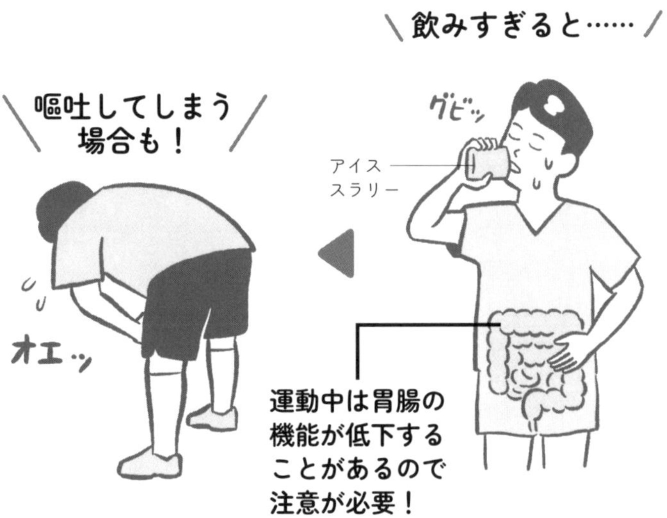
飲みすぎると……
嘔吐してしまう場合も！
オエッ
グビッ
アイススラリー
運動中は胃腸の機能が低下することがあるので注意が必要！

胃腸のトレーニングが有効な場合も

深部休温や運動強度に比例して、内臓へのダメージが大きくなるといわれています。このような状況で大量に飲水すると、胃腸障害を起こす可能性も。しかし、夏場では飲水が必要となることが多いので、事前に胃腸をトレーニング（事前に多くの飲水に慣らしておく）することで、そのようなリスクを下げることは可能です。

運動時の猛暑対策

62

登山では熱中症になりにくい？

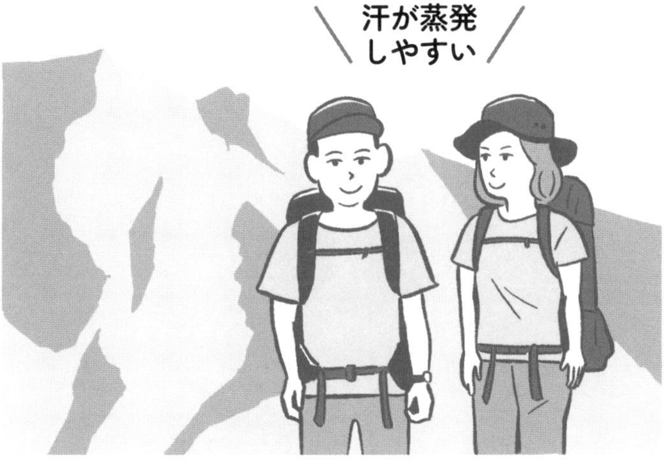

高地では体温が下がりやすい

高所ほど気温が下がるので、暑熱ストレスは低下します。さらに、高地では水が蒸発しやすくなるので、汗が蒸発しやすく、熱放散が促進されます。さらに呼吸による水の蒸発もうながされ、これも深部体温を下げる効果を生みます。つまり、高地では夏でも体温が下がりやすく、脱水にもなりやすいので、それらの対策が必要です。

＼ 知っているとプラスに！ ／

暑熱下の運動に役立つ小ネタ集

近年の研究で明らかになった、暑熱下の運動での
パフォーマンス向上に役立つ情報を公開！

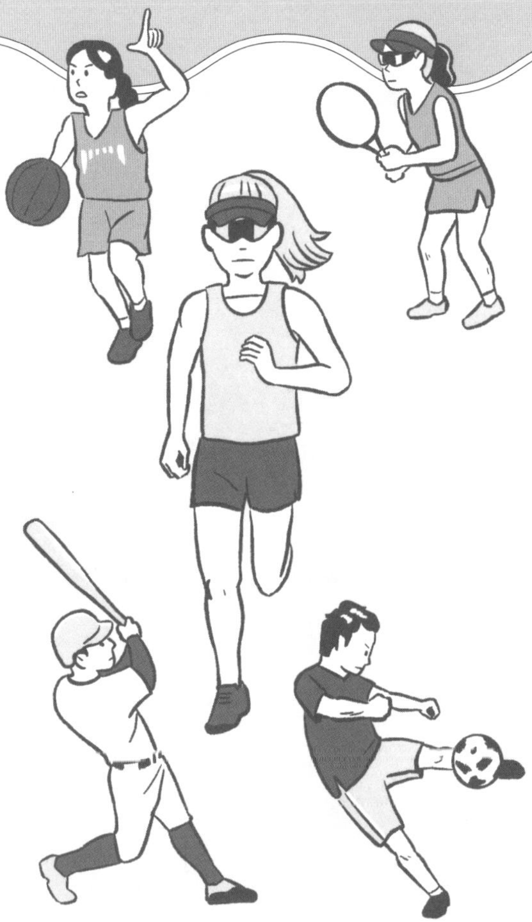

暑熱順化で高地トレーニングの効果が得られる？

近年、長期（４～５週間）の暑熱順化で、ヘモグロビンの総量が増えるという結果が報告されています。しかも、この結果は、競技レベルの高い選手で見られたとのこと。ヘモグロビンが増えると、酸素運搬能力が向上するので、持久力の向上が見込めます。高地に出向かなくても、暑熱順化で高地トレーニングのような効果が得られるかもしれません。

運動時は低張性飲料がよい？

運動時の給水は、低張性飲料（糖やイオン濃度が低めで人間の体液より浸透圧が少し低い飲料）のほうが、水や等張性飲料、高張性飲料よりも腸での吸収が速く、血漿量増加効果が大きいという最近のメタ分析結果が出ています。

運動間の炭酸水摂取の効果って？

運動の合間にイスに座って休憩した後に再び立ち上がると、血圧や脳血流量が一時的に低下して、この反応が大きくなると、立ちくらみやめまいの原因になります。水を飲むと、血圧や脳血流量の指標が一瞬上がるので、立ち上がる前に水を飲むと、血圧や脳血流量の低下を緩和するかもしれません。また、水と比べて、炭酸水を飲んだほうが血圧や脳血流量の指標の増加が大きいことが示されており、立ちくらみやめまいの予防により有効かもしれません。

暑熱下運動後は牛乳を飲むとよい？

暑熱下運動後に、いちごミルクのような糖とタンパク質を含むものを摂取すると、暑熱順化による血液増加の効果がさらに大きくなるという報告があります。これは、保水作用のあるアルブミンが血管内で増加することによると考えられています。

運動前のハイパーハイドレーションは効果的？

運動前にカラダに水分を溜め込む、ハイパーハイドレーション。濃い食塩水を飲んだり、グリセロール（グリセリン）を含む飲料をとると、飲んだ水がしばらくカラダに残ります。ただし、濃い食塩水やグリセロールは、美味しくないので、糖を加えるなどして工夫する必要があります。また、下痢をするリスクもあるので、事前に胃を慣らしておく必要があるかもしれません。

プレクーリングの効果はどのくらい続く？

プレクーリングで事前に深部体温を下げていても、運動を開始するとその効果が徐々に薄れていきます。60分前後でプレクーリングを行わない場合と同じくらいになります。ただし、これには発汗の抑制が関係しており、その分、脱水を防げるので、プレクーリングは60分以上の運動であっても有効に働くと思われます。

イソマルチュロースって？

近年、イソマルチュロースという糖質が、ほかの糖質と比べて水分保持作用が大きいという報告が。これは、イソマルチュロースの吸収が比較的ゆっくりであるという性質によります。運動後の体水分回復や、運動前のハイパーハイドレーションを目的として、イソマルチュロースを含んだ飲料を飲むのもよいかもしれません。

暑熱順化とプレクーリングを組み合わせると？

暑熱順化を実施し、それに加えて運動前のプレクーリングを実施しても、効果は足し算にはならないという報告があります。なんでもかんでも効果のあるものを足せばよいというわけではないようです。

PART

6

猛暑対策の ウソ？ ホント？

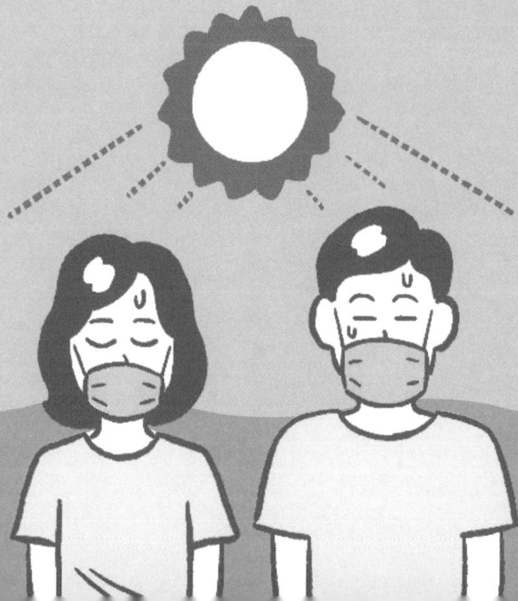

猛暑対策あるある

ウソ？ ホント？

猛暑対策や熱中症対策などでよくいわれている常識や定説は果たして本当なのか？これらの「あるある」を、最新の研究報告をもとに検証してみよう！

あるある 01

カフェインを飲むと脱水が起こりやすい？

カフェインには、利尿作用があるため、夏場にコーヒーを飲みすぎると、脱水が進んでしまうのではないかと考える人もいるようです。

しかし、数多くの研究成果によって、カフェインの利尿作用のせいで、脱水が著しく進行することはないと結論づけられています。

ウソ

脱水するほどの利尿作用はない

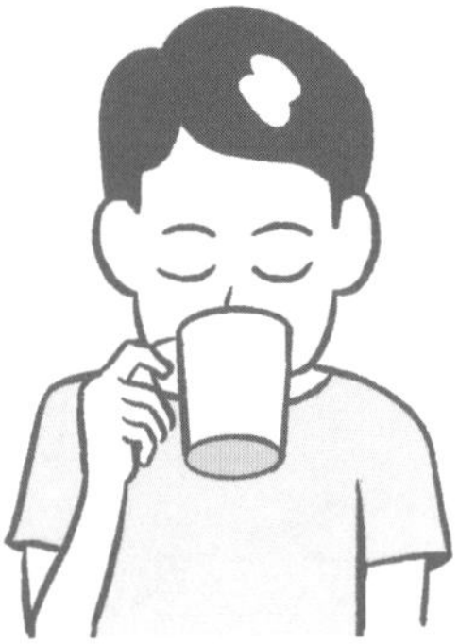

あるある 02

熱中症の対処では脇を冷やす？

重度の熱中症が疑われる場合には、短時間で深部体温を39℃以下に下げることが最も重要。そのためには、カラダの大部分を冷水に浸ける方法が最も有効です。カラダの一部を冷やす方法（脇、首、手のひら）では、急激に深部体温を下げることはできないので、可能な限り広範囲を冷やしましょう。

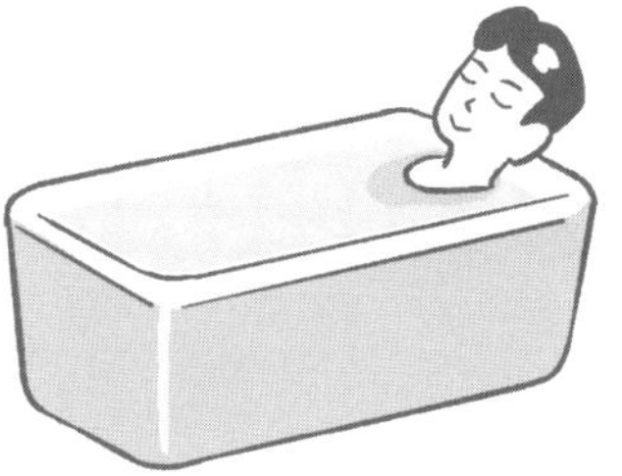

ウソ

緊急の場合は冷やす面積は大きいほうがよい

あるある 03

手のひらを冷やすのは体温を下げるのに効果的？

手のひらには動静脈吻合（AVA）という血管が多数存在します。体温が上がると、この血管が拡張し、熱放散を促進するといわれており、ほかの部位を冷やすより冷却効率はよいかもしれません。しかし、手の面積はごくわずかなので、全身を冷水に浸す方法と比べると、その冷却効果は高くありません。

ビミョー

冷却効果はそれほど高くない

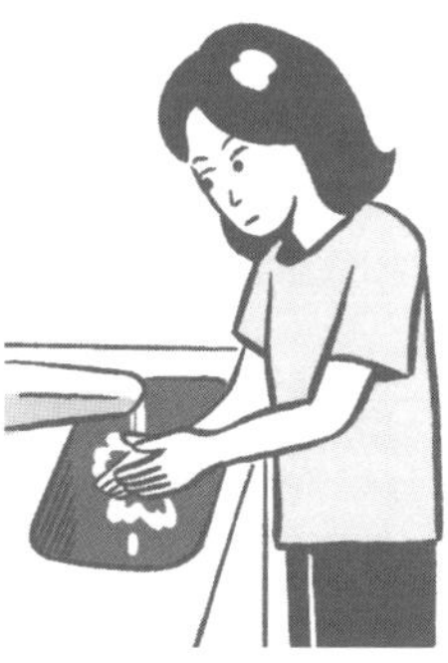

あるある
04

暑いときには熱いものを食べる？

昔から「真夏の暑い日に熱いものを食べると夏バテしない」などとよくいわれます。暑いときに熱いものを食べると、汗をかくことがありますが、たしかに汗が蒸発すると体温が下がります。しかし、同時に熱い食べものの熱がカラダに流入するので、結果的に大きく体温を下げることはないと思います。

ウソ

体温を下げる効果はあまりない

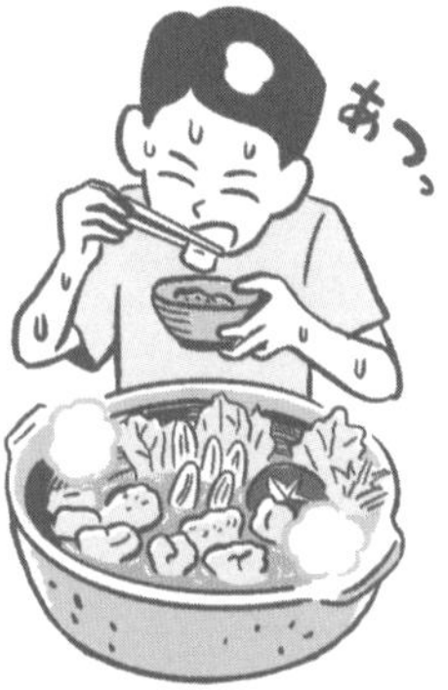

あるある
05

熱を冷ますシートは効果がある？

冷却シートは、長い間、額につけているとそれに近い温度になり、冷却効果がほとんどなくなります。仮に冷却効果が持続したとしても、額という部位の冷却では、深部体温が大きく下がることはありません。シートにメントールが含まれているため、不快感が軽減される効果はあるとは思いますが……。

ビミョー

冷感効果はあるが、体温は下がらない

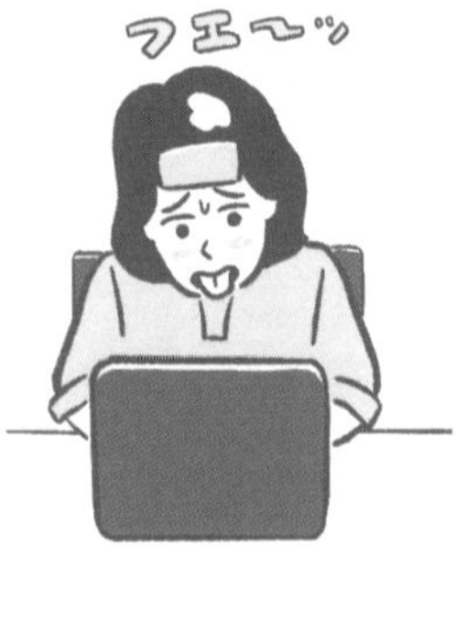

あるある 06

ふらついたら木陰で休憩する？

木陰になっているところは、太陽からの輻射熱がさえぎられ、かつ地面の温度や気温も低く、一時的な暑さしのぎの場所としてはよいと思います。ただし、近くにクーラーの効いた場所があれば、そちらに移動したほうが、より暑さをしのぐのに適しているので、あくまで一時的な休憩場所と考えましょう。

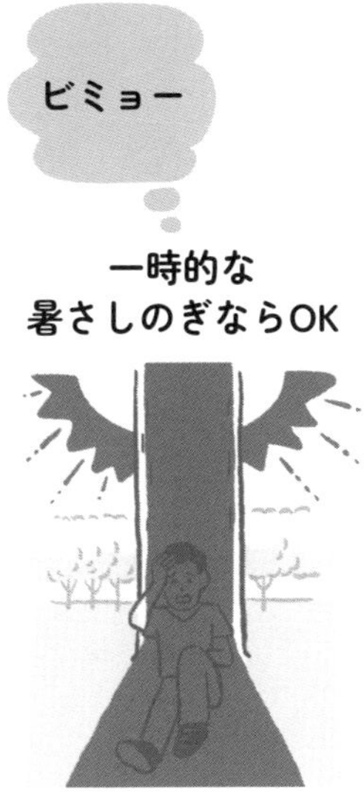
ビミョー
一時的な
暑さしのぎならOK

あるある 07

とにかく水をたくさんとる

塩分をほとんど含まない水やお茶を大量に飲むと、場合によっては「低ナトリウム血症」を発症し、危険な状態になることもあり得ます。

それほど汗をかいていなければ、過剰に飲水するのは避けたほうがよいでしょう。もしトイレに何度も行くような傾向があれば、それは過剰飲水のサインです。

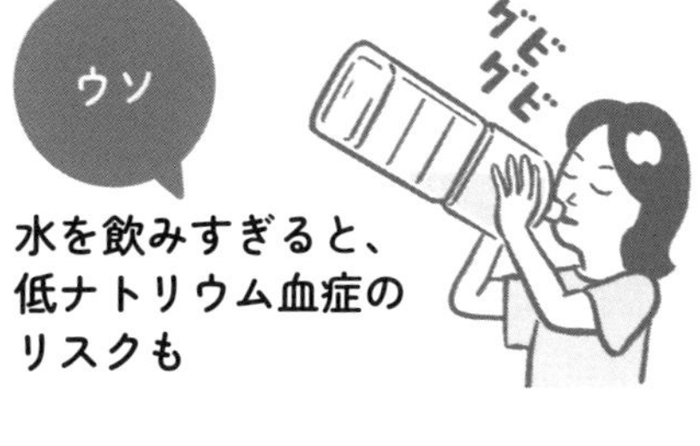
ウソ
グビグビ
水を飲みすぎると、
低ナトリウム血症の
リスクも

あるある
08

重度の熱中症の疑いがある場合、衣服は脱がせてから冷やす？

服を着ていると、体表面で汗が蒸発しづらい状態となります。すると、熱放散が妨げられるので、衣服はできるだけ脱いだほうがよいのですが、重度の熱中症の疑いがある場合は、多少衣服を着ていても、冷たい水に一刻も早く浸けて深部体温を下げること（39℃以下を目標に）を優先させたほうがよいでしょう。

ただし、明らかに冷却効果を低下させるような、作業やスポーツなどで使用する防護服やプロテクターを身に着けている場合には、外してから冷却したほうがよいでしょう。

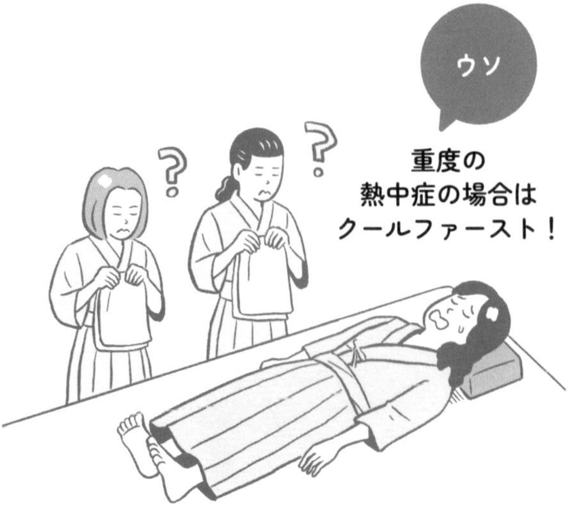
ウソ
重度の
熱中症の場合は
クールファースト！

あるある09 猛暑のときは必ず帽子を被る？

帽子を被ることで、頭に対する太陽の輻射熱の影響を抑える効果はありますが、帽子内の温度や湿度が上がると、逆に熱放散を妨げることになります。帽子を被ったからといって、深部体温が大きく下がるような効果は期待できないでしょう。帽子が蒸れて不快感が強くなる場合は、外してもよいと思います。

ビミョー

蒸れて不快感が増す場合は脱いでもよい

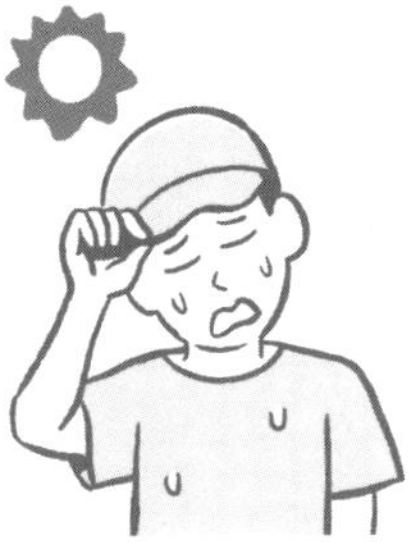

あるある10 運動で汗をかく機会が増えるとよい？

長時間の運動を行うと、涼しい環境でも深部体温が上がり、汗が出始めます。これを繰り返すことで、部分的に暑熱順化が起こるため、暑熱に対する耐性が向上していきます。実際、持久的運動を実施している人は、そうでない人よりもよく汗をかくということが多数報告されています。

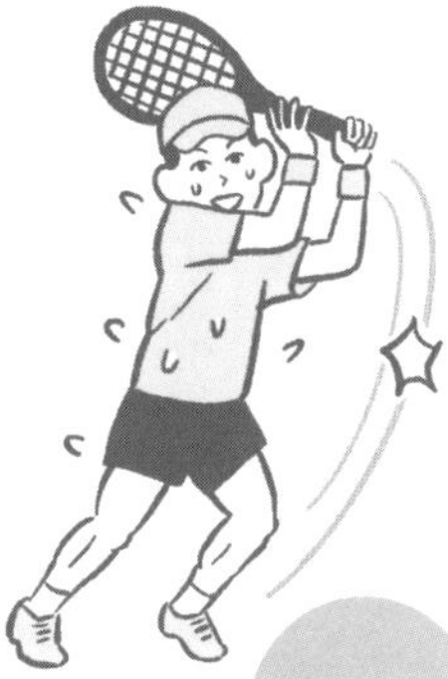

ホント

発汗によって体温調節の機能が向上！

あるある11

のどが渇いてなくても水を飲む？

のどが渇いていなくても、脱水になっていることはあります。

P94で紹介したように、特に高齢者はのどの渇きを訴えにくいといわれています。

P29で紹介した脱水の指標である「WUT」を活用し、適切な水分補給を心がけましょう。ただし、飲みすぎには要注意。

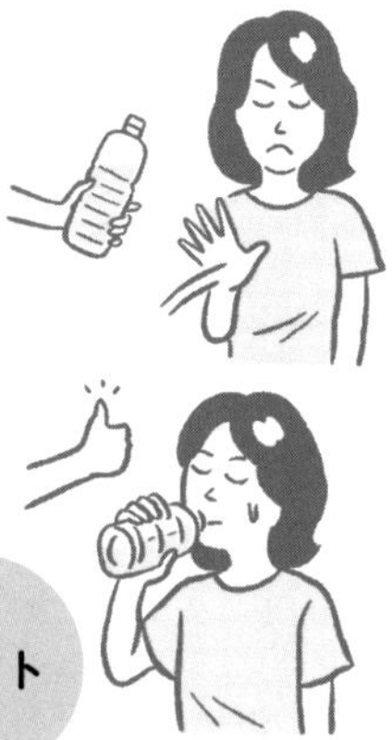

ホント

渇いてからでは遅いが、飲みすぎに注意

あるある12

猛暑のときにマスクをすると体温が上がる？

マスクは熱中症の原因になる、といわれたりもしますが、実際はマスクをしても深部体温はほとんど変わらないというデータが出ています。ただし、マスクが汗で濡れると呼吸抵抗が増大して息苦しくなりますし、顔の不快感が増大することはあるので、必要でなければ外すことをおすすめします。

ウソ

体温は上がらないが、不快感は増大

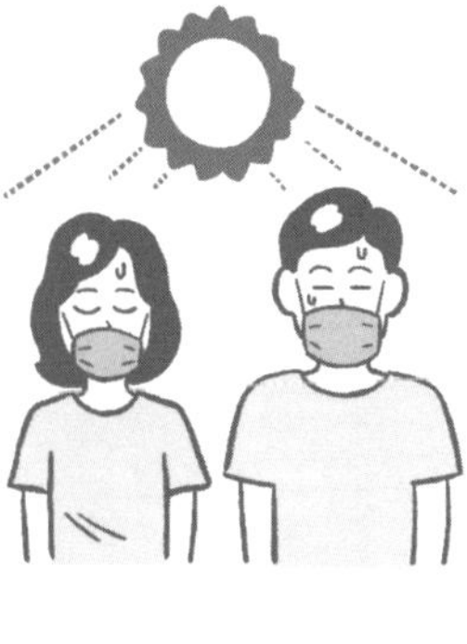

あるある 13

夏は痩せやすい？

夏場は、体重が急激に減ったりして、一見痩せやすいように思えますが、実際はカラダのなかの水分が大きく減少している場合が多いです。ただ、暑熱下では食欲が少し落ちる可能性もあるので、人によってはカロリー摂取量が低下して、痩せてしまうような場合もありそうです。

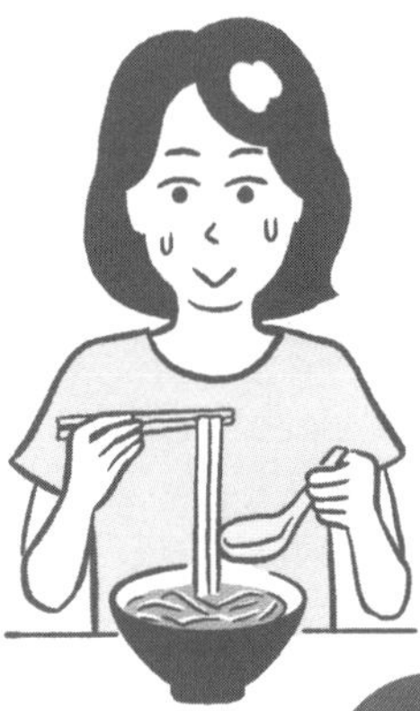

ウソ

汗で水分が飛んでいるだけ

あるある 14

長風呂は痩せる？

長風呂で深部体温が上がると発汗が起こり、その分だけ体重が減少しますが、これは体水分が失われただけ。深部体温が上がると、わずかに代謝が活性化しますが、これは運動による代謝と比べると、ごくわずかです。結局、運動をしたほうが消費カロリーははるかに大きくなり、痩せる効果も大きいです。

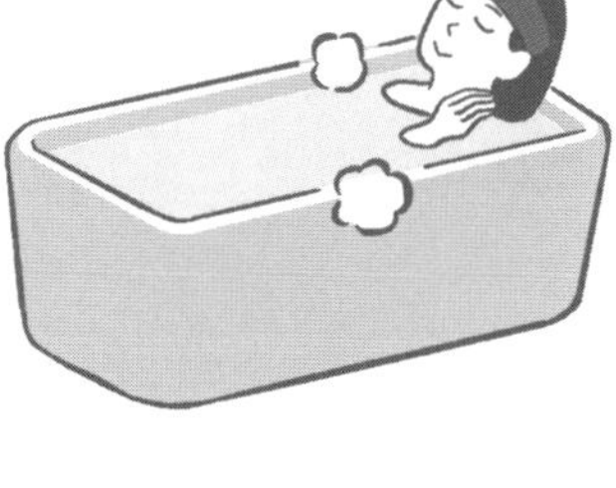

ウソ

汗で水分が飛んでいるだけ

おわりに

東京オリンピックのマラソンコースが、大会直前に急きょ札幌に変更されました。これには、東京より札幌のほうが気温が低く、より安全に競技が行われるであろうという判断がありました。しかし、レース当日の気温は高く、途中棄権者も多数出るという結果的に過酷なレースとなってしまいました。また、日本では、真夏日に甲子園大会（全国高等学校野球選手権大会）が開催されています。夏にスポーツを実施するなとはいいませんが、安全に競技を行うために、どのように工夫すべきか、我々も真剣に考えていかねばなりません。よりよい対策を考えるうえで、運動生理学を踏まえた基本的な知識を理解しておくことは極めて重要になります。

本書では、日常のさまざまな場面を想定して、猛暑対策を解説してきました。暑熱対策として、たくさんのグッズが販売されていますが、実際はそれらのほとんどに深部体温を低下させる効果がないことも解説しました。一方で、水の熱伝導率が高いことを利用した全身冷却法は、深部体温を下げる効果が高いこともよくわかっています。このようなちょっとした知識を持っているだけで、特に特別な装置など必要なく、過度な暑熱ストレスを回避することができます。一方で、ちょっとした行動の間違いが、命にかかわる重大な事態を招いてしまうことも事実です。

暑さに負けず、とよくいわれたりしますが、私はそもそも暑さに勝負を挑むものではないと思っています。絶対に勝てない敵だということを認識し、体調が悪かったり、運動していておかしいなと思ったりしたら「逃げるが勝ち」だと思います。場合によっては、暑さとうまくつきあって暑熱順化するのもよいのですが、基本的には、自然災害と同じように自然の怖さを十分に認識し、謙虚に負けを認めるくらいでちょうどよいと思っています。

これからも、日本の夏は過酷な暑さになるだろうといわれていますが、本格的に暑くなる前（暑くなった後でも間に合います）にぜひ本書を読んでいただき、日々、無理せず運動や仕事を効率よく進められることを祈ります。

藤井直人

参考文献一覧

【書籍】

『ランナーのカラダのなか 運動生理学が教える弱点克服のヒント』（小学館）

『温熱生理学』（理工学社）

『体温　運動時の体温調節システムとそれを修飾する要因』（ナップ）

『体温Ⅱ 体温調節システムとその適応』（ナップ）

【web 情報】

■ 飲水および口腔咽頭反射

ILSl_part2_0302.indd (prm-ssl.jp)

■ WBGT や暑熱対策一般

日本生気象学会「日常生活における熱中症予防指針 Ver.4」(2022)

■ 熱中症関連

Hosokawa Y, Racinais S, Akama T, Zideman D, Budgett R, Casa DJ, Bermon S, Grundstein AJ, Pitsiladis YP, Schobersberger W & Yamasawa F (2021). Prehospital management of exertional heat stroke at sports competitions: International Olympic Committee Adverse Weather Impact Expert Working Group for the Olympic Games Tokyo 2020. Br J Sports Med 55, 1405-1410.

『選手用会場医療における労作性熱射病のプレホスピタル対応：オリンピック・パラリンピックレガシーとして残すために』

『熱中症環境保健マニュアル 2022』

【論文・レビュー関連】

■ 体温・熱収支関連

Periard JD, Eijsvogels TMH & Daanen HAM (2021). Exercise under heat stress: thermoregulation, hydration, performance implications, and mitigation strategies. *Physiol Rev* 101, 1873-1979.

■ 脱水、体水分関係

Evans GH, James LJ, Shirreffs SM & Maughan RJ (2017). Optimizing the restoration and maintenance of fluid balance after exercise-induced dehydration. J *Appl Physiol* (1985) 122, 945-951.

Cheuvront SN & Kenefick RW (2014). Dehydration: physiology, assessment, and performance effects. *Compr Physiol* 4, 257-285.

■ 暑熱順化

Heathcote SL, Hassmen P, Zhou S & Stevens CJ (2018). Passive Heating: Reviewing Practical Heat Acclimation Strategies for Endurance Athletes. *Frontiers in physiology* 9, 1851.

Gibson OR, James CA, Mee JA, Willmott AGB, Turner G, Hayes M & Maxwell NS (2020). Heat alleviation strategies for athletic performance: A review and practitioner guidelines. *Temperature* (*Austin*) 7, 3-36.

■ 冷却

Gibson OR, James CA, Mee JA, Willmott AGB, Turner G, Hayes M & Maxwell NS（2020）. Heat alleviation strategies for athletic performance: A review and practitioner guidelines. *Temperature*（*Austin*）7, 3-36.

■ 睡眠

Troynikov O, Watson CG & Nawaz N（2018）. Sleep environments and sleep physiology: A review. *Journal of Thermal Biology* 78, 192-203.

■ アルコール

Yoda T, Crawshaw LI, Nakamura M, Saito K, Konishi A, Nagashima K, Uchida S & Kanosue K（2005）. Effects of alcohol on thermoregulation during mild heat exposure in humans. *Alcohol* 36, 195-200.

■ マスク

Yoshihara A, Dierickx EE, Brewer GJ, Sekiguchi Y, Stearns RL & Casa DJ（2021）. Effects of Face Mask Use on Objective and Subjective Measures of Thermoregulation During Exercise in the Heat. *Sports Health* 13, 463-470.

■ 炭酸水

Fujii N, Kataoka Y, Lai YF, Shirai N, Hashimoto H & Nishiyasu T（2022）. Ingestion of carbonated water increases middle cerebral artery blood velocity and improves mood states in resting humans exposed to ambient heat stress. *Physiol Behav* 255, 113942.

■ 順化＋プロテイン

Goto M, Okazaki K, Kamijo Y, Ikegawa S, Masuki S, Miyagawa K & Nose H（2010）. Protein and carbohydrate supplementation during 5-day aerobic training enhanced plasma volume expansion and thermoregulatory adaptation in young men. J *Appl Physiol* 109, 1247-1255.

■ 風の影響

Meade RD, Notley SR, Kirby NV & Kenny GP（2024）. A critical review of the effectiveness of electric fans as a personal cooling intervention in hot weather and heatwaves. *Lancet Planet Health* 8, e256-e269.

■ BHI

Maughan RJ, Watson P, Cordery PA, Walsh NP, Oliver SJ, Dolci A, Rodriguez-Sanchez N & Galloway SD（2016）. A randomized trial to assess the potential of different beverages to affect hydration status: development of a beverage hydration index. *The American journal of clinical nutrition* 103, 717-723.

■ WUT

Sekiguchi Y, Benjamin CL, Butler CR, Morrissey MC, Filep EM, Stearns RL, Lee EC & Casa DJ（2022）. Relationships Between WUT（Body Weight, Urine Color, and Thirst Level）Criteria and Urine Indices of Hydration Status. *Sports Health* 14, 566-574.

■ 暑熱下での食欲

Millet J, Siracusa J, Tardo-Dino PE, Thivel D, Koulmann N, Malgoyre A & Charlot K（2021）. Effects of Acute Heat and Cold Exposures at Rest or during Exercise on Subsequent Energy Intake: A Systematic Review and Meta-Analysis. *Nutrients* 13.

藤井直人 FUJII NAOTO

筑波大学 体育系 助教。博士（学術）。専門分野は運動生理学。
1981年6月24日大阪府生まれ。筑波大学体育専門学群卒業。大学在学中は陸上競技部に所属。その経験を活かし、運動時の呼吸・循環・体温調節に関する運動生理学的研究を数多く行っている。さらに筑波大学体育系の特色を活かし、競技パフォーマンス向上のためのスポーツ科学研究も進めている。これまでの研究成果は The Journal of Physiology や Medicine & Science in Sports & Exercise といった運動生理学・スポーツ科学分野の一流雑誌を含め、国際誌に180報以上掲載されている。アメリカとカナダでの海外留学の経験を活かし、複数の国の研究者と共同研究を精力的に進め、国際的な賞も複数受賞している。著書に『ランナーのカラダのなか』（小学館）がある。

https://x.com/naotofuj
https://exerphysiol.taiiku.tsukuba.ac.jp/

Staff
企画・編集・構成／千葉慶博
カバーデザイン／渡邊民人（TYPEFACE）
本文デザイン／谷関笑子（TYPEFACE）
イラスト／前田はんきち
校正／聚珍社

猛暑対策 BOOK
日本のヤバい夏を最新科学の力で乗り切る！

2024年7月3日　初版第1刷発行

著者　藤井直人
発行者　石川和男
発行所　株式会社　小学館
〒101-8001　東京都千代田区一ツ橋2-3-1
電話（編集）03-3230-5125
（販売）03-5281-3555
印刷所　大日本印刷株式会社
製本所　牧製本印刷株式会社

ISBN 978-4-09-311572-8

＊制作／松田貴志子・遠山礼子　販売／中山智子　宣伝／秋山優　編集／竹下亜紀